U0324984

关于病毒，

刘薇　邹映雪 / 主编
刘薇 / 图

我们能告诉孩子什么

北京联合出版公司
Beijing United Publishing Co.,Ltd. ·乐音

图书在版编目（CIP）数据

关于病毒，我们能告诉孩子什么 / 刘薇，邹映雪主编；刘薇图 . -- 北京：北京联合出版公司，2020.8
ISBN 978-7-5596-4351-3

Ⅰ. ①关… Ⅱ. ①刘… ②邹… Ⅲ. ①传染病—预防（卫生）—青少年读物 Ⅳ. ①R183-49

中国版本图书馆CIP数据核字（2020）第113795号

Copyright © 2020 by Beijing United Publishing Co., Ltd.
All rights reserved.
本作品版权由北京联合出版有限责任公司所有

关于病毒，我们能告诉孩子什么

主　　编：刘　薇　邹映雪　　图：刘　薇
出 品 人：赵红仕　　　　　　出版监制：刘　凯　马春华
选题策划：张忠丽　　　　　　责任编辑：李秀芬
封面设计：黄　婷　　　　　　内文排版：薛丹阳

关注联合低音

北京联合出版公司出版
（北京市西城区德外大街83号楼9层　100088）
北京联合天畅文化传播公司发行
北京利丰雅高长城印刷有限公司印刷　新华书店经销
字数60千字　880毫米×1230毫米　1/32　6印张
2020年8月第1版　2020年8月第1次印刷
ISBN 978-7-5596-4351-3
定价：49.80元

前　言

岁月不居，时节如流。转眼间，我和医学科普之间结缘已超过十五年。

或许有人问，为什么要做医学科普呢？

答案只有一个，因为我是医师。

医者，治病之人。师者，传道、授业、解惑。医师，自然要做医学科普，让更多的人具备医学小常识。

窃以为，下医医已病，靠医术良药；中医医欲病，靠健康管理和体检筛查；上医医未病，靠医学科普。我们不仅要向成年人科普，更要向娃娃们科普。给成年人做医学科普，是为了他们能够更好地保重自己，呵护家人。给孩子们做医学科普，是因为成年人的一些"不良"习惯都是从儿时养成的。小朋友对这个世界本来就有很多问号，何不让这些问号变为他们的知识，成就他们的学问，庇佑他们的安康呢？

但愿世间人无病，何惜架上药生尘。

我会一直朝这个方向努力。

刘薇

2020年6月

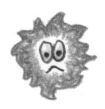

目　录

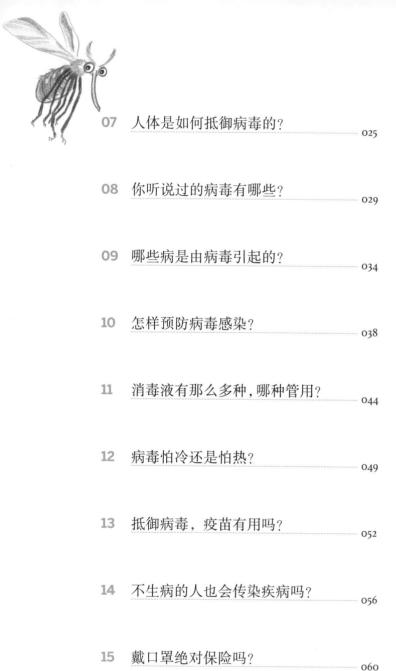

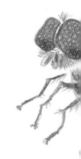

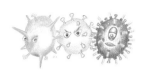

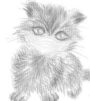

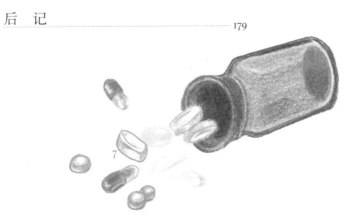

7

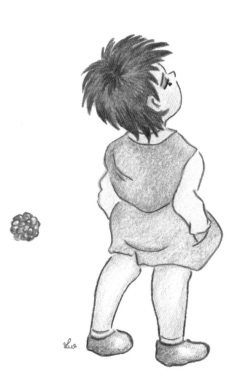

01

你了解病毒吗？

　　2020年的寒假过得与以往不同，我们不能聚餐、串亲戚、出去玩，甚至连开学都延迟了，这都是因为外面存在着一个狡猾的大坏蛋——新型冠状病毒。许多人一听它的名字就紧张得不得了，其实，新型冠状病毒只不过是无数病毒中的一种。那么，什么是病毒呢？你了解它们吗？

　　病毒是一种介于生物与非生物之间的原始生命体，它个体微小，结构简单，甚至没有维持新陈代谢的基本结构。病毒在普通的显微镜下是看不到的，必须借助电子显微镜才能看到。大多数病毒的大小在100纳米左右。打个比方，签字笔的笔尖大约是0.5毫米，病毒和笔尖比起来，就好像是人类跟地球相比较。病毒形态各异，有球形的、杆状的、丝状的、方形的、子弹状的、蝌蚪状的，等等。

所有已知的病毒根据核酸类型分为单链DNA病毒，双链DNA病毒，DNA反转录病毒，RNA反转录病毒，双链RNA病毒，单链RNA病毒，裸露RNA病毒及类病毒八大类群。前面我们提到的新型冠状病毒属于单链RNA病毒。那么，地球上有多少个病毒呢？每毫升的海水中含有约2.5亿个病毒，每5克的干燥土壤中含有约10亿个病毒，因此，专家们推算，全世界的病毒总数可达10^{33}个，也许它们的实际数量更加庞大。

病毒就像一个无赖，做事不讲规矩，完全依靠寄生在细胞内生存和繁衍。所以我们看到的单独存在于细胞外的病毒，其实是没有生命的。病毒不需要进食，不会排泄，不会独自生长，也不会对环境做出任何反应，自身除了一个模具和几个简单的工具一无所有——没有工厂，没有原料，没有技术，没有工人。它侵入人体后，利用人体的工厂生产自己的产品——利用基因复制系统复制自己的程序，利用蛋白制造系统制造其衣壳蛋白，利用组装系统在细胞内组装。由于病毒能够通过上述程序复制、传播并损害人体的细胞，如同一个生命体，所以习惯上人们还是将其视为有生命的微生物。

　　高中的生物课讲到人类发现的第一个病毒是烟草花叶病毒，它是一种单链的RNA病毒，通常会导致烟草叶上出现花叶症状，生长状况不良，叶常畸形。当然，病毒不仅会影响植物，还会影响动物和人类。由病毒引起的人类疾病种类繁多，既有流感、胃肠炎、水痘等一般疾病，也有令人闻风丧胆的艾滋病、SARS和禽流感等严重疾病。因为病毒的种类不同，致病机制也各种各样。有的直接破坏细胞，有的潜伏在细胞中伺机而动，还有的会引起慢性感染，造成远期的疾病。

　　那么，所有的病毒都是敌人吗？实际上，病毒并不是我们的天敌。世界上绝大多数的病毒都是无害的，而且它们对人类很重要。当人类合理利用病毒时，它们有时也会做好事。在基因生物工程中，病毒可以用来治疗疾病。比如曾让全世界都为之胆寒的天花，夺走了许多人的生命，但自从用牛痘病毒制成疫苗后，人类就免疫了天花病毒，还彻底消灭了天花这种疾病。在人类生命的演化史中，病毒同样扮演着不可或缺的重要角色。许多科学家认为，可能早在地球生命诞生初期，细胞与病毒就开始了宿命的对决。病毒想要胜利就要不断地进化，这也迫使细胞不断地改变、完善自己来抵制病毒的破坏。正是一次次细胞的胜利，才有了今天强大的我们。

从2019年年末开始，新型冠状病毒肆虐全球。在这场大战中，细胞陷入危机。而我们作为细胞的主人，必须要和细胞站在同一战线，在病毒被消灭之前，除了经常说的戴口罩、勤洗手、避免聚集，还要注意多吃水果蔬菜，吃足够的肉类、蛋类，早睡早起，尽可能地多运动，晒太阳，保持好心情，这些都能帮我们提升免疫力，对抗病毒。

02

病毒是从哪里来的?

关于病毒的起源,存在以下三种假说。

假说一,远古分子生命的复仇之魂。人类通过放射性同位素,测定了地球的年龄大约有46亿岁,而人类有记载的历史,只有短短的几千年。在46亿年前,地球上一片混沌,没有空气,没有水,只有火山喷发造成的满目疮痍和来自宇宙的强烈辐射。各种元素在高温高压下进行着物理、化学反应,就像一间无人控制的实验室,不断进行着毫无目的的理化实验……后来,地球上逐渐出现了水蒸气和氧气,形成了大气层和海洋。有一天,在海底的火山口附近,一些元素组成的分子意外地结合在一起,形成了具有简单生命的大分子结构。为了等待这个奇迹的出现,地球用了约10亿年。这些距今约36亿年前的最早期的生命结构大

分子，就是达尔文口中物种的起源，也是地球上所有生物（包括病毒和人类）共同的祖先——露卡（The Last Universal Common Ancestor，缩写为LUCA）。这种假说认为，病毒正是原始分子生命世界的遗民，它们在最后一刻创造出了寄生的生活方式，反过来利用了敌人的细胞结构，宛如一群远古的复仇之魂，对夺取它家园的族裔作着永恒的抗争。

假说二，"叛逃"的基因。细菌中广泛存在着一种名叫"质粒"的小片段环状DNA，这些基因就是一群打工仔、临时工，细菌随时可以从环境中吸收它们为己所用，也随时可以赶走它们。于是在漫长的演化中，有些质粒学会了一件事：我们不要一辈子打工！这些质粒从打工仔变成了"二五仔"（背叛者），反过来把它们的细菌老板给劫持了，夺走了细菌所有的营养来复制自身。随着时间的推移，有些质粒就变成了病毒。然而病毒的身世到这里却依旧扑朔迷离，因为它们根本就不遵循一般生物的演化模式，在感染宿主的过程中，病毒每时每刻都在和各种生物交换基因。

假说三，堕落的细胞生物。进入21世纪后，一系列的发现开始让科学家们越发意识到病毒的起源还有别的可能性。2003年，科学家们发现了一种非常不讲道理的病毒——"拟菌病毒"。这种病毒的大小达到了0.4~0.5微米，在显微镜下看都快跟细菌差不多大了。从此，病毒与某些单细胞生物的界限开始变得模糊起来。比如，拟菌病毒的结构与基因和一类叫作"古菌"的单细胞生物非常相似，唯一不同的是，拟菌病毒丢失了一部分自主完成细胞分裂的关键基因，所以不得不寄生在其他生物的细胞当中，利用宿主的细胞来生长、繁殖。于是就有了病毒起源的第三种假说，认为病毒本质上是堕落的生物。有些单细胞生物在长期寄生的生活中，逐渐退化掉绝大部分细胞结构，最终变成了这种"活死人"一般的样子，而像拟菌病毒之流就是刚刚开始堕落的古菌。

这三种假说都有合理之处，同时也存在着不能解释的问题。也许，病毒的起源故事远比这些假说更加复杂，甚至未必有着唯一的来源。我们可能永远也弄不清楚病毒从何而来，但是病毒却真真切切地在人类的演化中留下了深深的烙印。在长期的演化过程中，人类已经和那些从远古祖先开始一路陪伴的病毒形成了完美的默契。与来自家畜的病毒，比如麻疹、流感等，

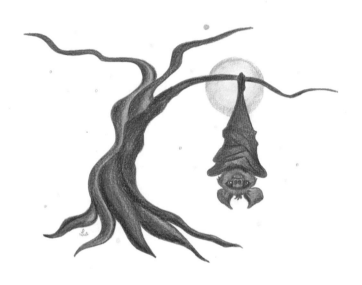

野生蝙蝠就是一个很大的"病毒库"

虽然磨合得还不算完美，但多少已有点儿默契，所以极少引起很严重的疫情。唯独与来自野生动物的病毒，我们与之没有一丁点儿磨合，因此引起大瘟疫的疾病几乎全部来自野生动物。在原始森林里，有许多野生动物携带着人类从未接触过的病毒，比如野生蝙蝠就是一个很大的"病毒库"。人类对这些病毒没有任何抵御能力，一旦和它们遭遇，等最终对它们产生抵御能力时，不知道要付出多少条生命的代价。最近这些年，许多稀奇古怪的传染病发自非洲、美洲，基本就是这个原因。

如果人类保护环境、尊重自然，就很少有机会接触这些病毒，那人类和它们也就相安无事。如果人类不反思自己的行为，恣意破坏环境，逼得野生动物无路可逃，被迫和人类接触，那么人类和这些野生病毒遭遇的机会将大大增加。所以说，在自然界里，人类才是入侵者。破坏自然，自然总会用某种方式对人类进行报复。

03

动物也会被病毒欺负吗?

  前面我们了解了病毒的起源,也学习到自然界中存在着各种各样的病毒,大致明白了病毒的生命过程,知道病毒简直就是一个小霸王,恣意妄为,给人们带来很多烦恼。不过,我们平常多关注的是人类感染病毒的案例,那么,动物会不会感染病毒呢?答案是肯定的。通过之前的学习,我们知道,只要存在着活细胞,就有可能发生病毒感染,动物当然也会感染病毒。病毒寄居的机体与病毒之间的博弈决定了病毒感染的最终结果。一定条件下,动物也会生病,严重时也会影响到生命。

  我们耳熟能详的猪瘟、狂犬病、禽流感,都是动物感染了病毒而致病的,动物界中的病毒感染从未停止过。

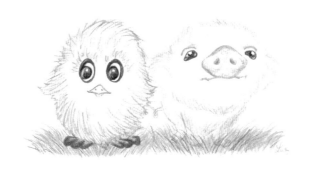

一定条件下，动物也会生病

　　猪瘟是由猪流感病毒引起的一种急性传染病，具有高致死性，在自然条件下只感染猪。我们国家自2001年以来，就暴发了至少5次猪流感病毒，对生猪养殖业产生了重大影响。

　　狂犬病是由狂犬病毒感染导致的疾病，狂犬病毒主要侵犯的是神经，它可以引起犬、猫等多种野生动物自然感染，动物互相咬伤或者密切接触可以发生传播，人被病兽咬伤也可能会感染。人患狂犬病后，病死率近100%。

　　禽流感病毒属于甲型流感病毒，最初是在瘟鸡身上发现的，但是并不是禽类感染禽流感病毒就会发病，它也分高、中、低/非致病性三级，绝大多数在禽中并不引起鸡瘟，甚至呈静默感染或健康携带状态。有一部分禽流感病毒会在复制过程中发生重组，获得感染人的能力，使人患病，不仅重创禽类养殖业，还会造成大量人类伤亡。

动物确实也会感染病毒。那么，动物感染了病毒就一定会生病吗？其实，现实中确实存在很多动物虽然感染了病毒，但没有生病的情况，其中最为人们熟知的就是蝙蝠。蝙蝠携带着多种致命性病毒，比如埃博拉病毒、狂犬病病毒、冠状病毒等。不过，蝙蝠能够免于这些病毒的侵害。至于原因，目前多归结为蝙蝠的适应性免疫，也就是蝙蝠在长期的进化过程中，与病毒互相适应了彼此，达到一种共生的状态，但是更深入的原因尚未完全清楚。人类对于动物并没有足够的关注与关心，甚至对动物进行虐待与滥杀，一旦动物病毒感染大规模流行，人们便会捕杀、屠宰、填埋大批动物。我们应该明白，动物是自然界的一部分，人类并不是自然界的主宰。我们目前所能做以及应该做的，就是敬畏自然，与动物和谐共处。

04

人和动物能得一样的病吗？

有一些病毒不但会伤害可爱的小动物们，也会欺负小朋友们。人和动物都能得的病称为"人畜共患病"，这种病除了病毒，还有很多其他的病因。下面我们就介绍几种常见的人畜共患病。

在病毒感染导致的人畜共患病中，人们最为熟悉的就是"流感"（流行性感冒）了。一到冬天，爸爸妈妈总是很紧张，怕宝宝们被传染上流感。得了流感，小朋友们会出现发烧、头疼、身上没力气等症状，而这些可恶的病毒同样也可以感染猪、鸡、鸭等这类家禽。当这些家禽被感染后，照顾它们的叔叔阿姨们就有可能被它们传染，然后再继续传染给更多的人。除了流感，狂犬病也是让大家谈之色变的病毒类人畜共患病，且这种病无法治愈，病死率高达100%。因此

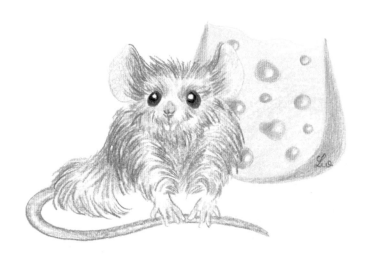

人和动物都能得的病称为"人畜共患病"

家里饲养的宠物犬都需要跟小朋友一样，定期接受疫苗注射。

除了病毒，细菌也是生活中常见的病原之一，而鼠疫就是由细菌感染导致的一种可怕的人畜共患病。在学校里老师都教过大家，老鼠是一种有害的动物，除了偷吃家里的粮食，它们和它们身上的跳蚤也有可能传染细菌。如果人吃了被老鼠污染的食物，或者不注意卫生被跳蚤叮咬了，就有可能被传染上鼠疫。在欧洲中世纪的时候，鼠疫曾经大范围流行，经过很长时间这场灾难才平息下来。因此，如果家里有老鼠，一定要把粮食都藏好，还要注意勤洗澡、勤换衣物，吃饭之前也要好好洗手。

真菌虽然没有细菌和病毒那么有"名气"，但是在自然界中，也有很多真菌可以同时感染人类和动物，导致多种皮肤病。小朋友们常吃的蘑菇、木耳就是真菌的一种，但是这种可以食用的真菌只是以腐朽的植物作为养分，没有侵蚀人和动物的能力。而其他可以致病的真菌则不同，它们有很强的感染性和致病性。如果人和动物被真菌感染，必须用抗真菌的药物来治疗。

小朋友们见过鹦鹉吧？它们有的长着五颜六色的羽毛，有的还可以学人说话，特别可爱。有时候鹦鹉也会生病，其中某些病也可以传染给人，"鹦鹉热"就是因此而得名的。得了这种病会出现发热、肺炎等一系列症状。同时，由于人类也是某些寄生虫的中间宿主或者最终宿主，由寄生虫感染引起的人畜共患病在有些地方也比较常见，比如猪肉绦虫就可以寄生在人和动物的肌肉组织以及消化道中，导致一系列疾病。随着我们国家基础卫生建设的完善，这些相对来说比较"非主流"的疾病也渐渐地消失在我们的视野之外。

　　在日常生活中，我们要注意个人卫生，接触动物后要勤洗手，少食或不食生冷的动物制品，不喝生水，不吃野生动物，家里养的宠物要定期接种疫苗。做到这些就能在一定程度上预防可怕的人畜共患病。

05

病毒是怎么进入人体的？

在我们的生活中，病毒是随处存在的。它就像伺机而动的敌军，在我们不注意的时候攻入我们的身体，引发一场战争。那么，病毒是怎样乘虚而入的呢？

一、从呼吸道进入人体

呼吸道指的是我们的口、鼻和气道，是我们吸入新鲜空气、排出身体废气的通道，就好比身体王国的城门。存在于空气中的病毒会随着我们的呼吸进入呼吸道，进而侵犯身体。当我们的身体王国有足够的战斗力，也就是免疫力时，少量潜入的病毒很快就会被身体里的免疫卫士打败，或者通过打喷嚏、咳嗽、排痰等行为赶出王国。而身体免疫力下降，或者进入机体的病毒数量增多时，免疫卫士可能难以抵抗病毒的侵袭，进而出现感染的相关症状。这也是我们咳嗽或者打喷嚏时要避开他人，在病毒肆虐时出门要戴好口罩保护自己的原因。

二、从消化道进入人体

消化道是身体王国的另一扇城门。一些病毒平时喜欢藏身在我们常常接触的地方，比如玩具、衣物、水杯等生活用品上。这些肉眼看不见的病毒通过我们的手触摸或者小婴儿舔舐的习惯等，由口腔这扇门进入消化道。经过消化道的重重屏障和体内一系列的斗争，仍会有小部分存活的病毒随着粪便排出体外。因此，平时养成饭前便后洗手的习惯非常重要。

三、直接或间接接触

我们的皮肤就像王国的城墙，将病毒敌军拦在城外。但当我们的皮肤出现了破损，如划伤、动物抓伤、咬伤等情况时，病毒就找到了侵袭的机会。除了皮肤破损，在我们不经意地揉眼睛时，病毒还可能从眼结膜侵入。所以，当我们的皮肤出现破损时，应及时进行清理、消毒，若破损面积较大或污染严重，应及时去医院就诊处理。

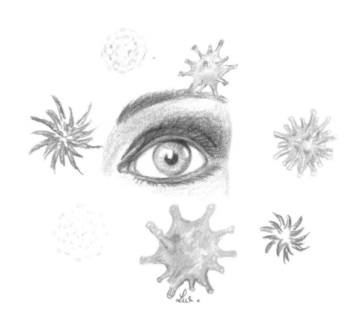

病毒还可能从眼结膜侵入

四、虫媒传播感染

有时一些病毒会找来帮手，如蚊虫等，侵入我们的身体。病毒先在蚊体内迅速复制，而后转移至蚊子的唾液中，在蚊虫叮咬人体时侵入我们的身体。

五、经血液、体液侵入

血液和体液就好比身体王国里的河流，滋养着身体的各个器官。一些病毒可通过亲吻时的唾液侵入其他身体，或者借助共用工具，在有血管破损时侵入王国的河流而到达各个脏器。

六、母婴传播

当妈妈身体里侵入了病毒，宝宝也会有被侵入的风险。病毒会在宝宝抵抗力尚不健全时乘虚而入，通过羊水、胎盘、血液、阴道分泌物等进入宝宝的身体。

虽然病毒敌军对我们的身体王国虎视眈眈，但当我们养成了勤洗手、多通风等良好的卫生习惯，以及通过适当的运动和均衡的营养来增强身体的抵抗力时，还会害怕病毒的进攻吗？

06

病毒离开人体能存活吗？

病毒离开人体是否还能继续存活？会不会因为存留在外界而使年幼的孩子们感染，从而影响身体健康呢？

首先要肯定的是：病毒离开人体，是能够存活的，但存活的条件较为苛刻。常见的动物病毒若是离开人体寄生在小动物的身上，可以继续存活，但若是残留在空气或物品上，病毒想要活下来是比较难的，需要特定的存活条件。那么这些特定的存活条件包括什么呢？

病毒在体外存活的时间主要取决于病毒的类型、所在的表面类型以及环境状况（如热、冷、潮湿、干燥等）。首先，病毒如果想要在非生物体上存活，必须要有一定的附着物，比如液体或者衣服等。病毒通常在无孔（防水）表面（如不锈钢和塑料）存活的时

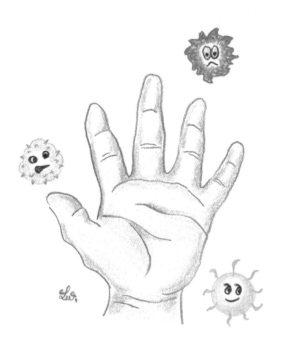

流感病毒在手上只能存活5分钟

间比在多孔表面（如布料）长，比如流感病毒在木头表面可以存活48小时，在不锈钢和塑料表面可以存活24小时，在衣服表面存活8小时，而在手上只能存活5分钟。其次，病毒想要活下来，光有附着物还不够，环境也很重要。在潮湿的环境中，病毒更容易附着在物体表面，也更容易存活；而在干燥的环境中，病毒的存活时间大幅缩短，但传播距离却会得到延伸。因此我们得知，病毒虽更容易在干燥的空气中传播，但更容易在潮湿的环境中存活。

不同的病毒有着各自不同的喜好，即在不同的环境和表面的存活时间也各不相同。目前已知的在干燥空气中存活时间最久的是甲流病毒，这种病毒在干燥空气中的存活时间一般不超过2个小时，但在潮湿空气中，甚至能存活超过1天。乙肝病毒的抵抗力很强，对热、低温、干燥、紫外线及一般浓度的消毒剂均能耐受。在37℃的环境下，可以存活7天；30℃~32℃的环境下，至少可以存活6个月；–20℃的气温下，则可以存活15年左右。埃博拉病毒在干燥环境下可存活几个小时，在液体和低温条件下存活时间更长。但是，该病毒对热非常敏感：在60℃下1个小时或煮沸5分钟即可消灭它。狂犬病毒在外界的存活能力是极为脆弱的。阴暗、冰冷、潮湿的环境下，病毒可存活数日，但在有阳光的正常环境下，只要携带狂犬病毒的体液，如唾液、血液等风干，狂犬病毒也就完全灭活了。科学家们对狂犬病毒做过很多实验，都很清楚地表明狂犬病毒在正常外界环境下几乎是存活不了的，即使能存活几秒到几分钟，它的感染能力也大大降低。

病毒是一种不具备自身代谢复制功能的微生物，也就是说，绝大多数的病毒离开人体之后，是很容易发生变性或灭活的，大多数病毒喜冷不喜热，且在紫外线、常规消毒剂面前不堪一击。勤洗手，勤通风，将衣物在阳光下暴晒，就可以有效杀灭绝大多数病毒，因此，需要请爸爸妈妈们多注意日常的卫生清洁，以保护宝宝和家人的健康。

07

人体是如何抵御病毒的？

自然界中病毒无处不在，每时每刻我们的身体都在跟病毒进行着看不见的战斗，保卫我们的健康。那么，当病毒入侵到我们身体里的时候，它们会在身体里做些什么呢？我们的身体又是如何跟它们对抗的呢？

当病毒准备入侵人体的时候，首先将要面对的就是我们免疫系统的第一道防线——皮肤和黏膜，它们可以阻挡病毒的入侵。呼吸道黏膜细胞表面长有很细、很短的纤毛，受到外来的刺激后，纤毛会像小士兵一样按照一定的规律来回摆动，起到将入侵人体的病毒聚集并排出的作用。同时，黏膜的部分分泌物，如胃酸等，对病毒还具有一定的杀伤作用。

如果病毒的"杀伤力"比较大，突破了我们的第一道防线，它们就会钻进身体的各个细胞，开始利

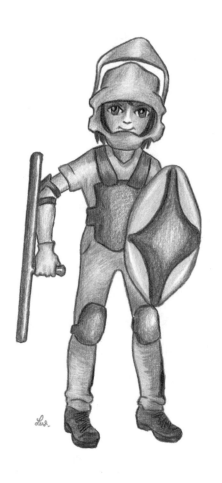

每时每刻我们的身体都在跟病毒进行着看不见的战斗

用细胞里的成分组装出新的病毒。它们会在很短的时间内到达目标，朝我们身体的细胞伸出魔爪。它们会靠近细胞，将自己的外壳融入细胞表面，将自己的核心——遗传物质释放到细胞里。病毒可以用自己的遗传物质和细胞里的原料进行装配，产生很多新一代的病毒，当我们的细胞死亡、破开的时候，这些病毒就被释放到身体中，开始进一步地入侵和感染。

这个时候，再依靠皮肤和黏膜就无法清除进入组织及细胞内部的入侵者了。那么，我们的免疫系统就会调动第二道防线：体液内的杀菌物质及吞噬细胞。在这其中，起到重要作用的便是干扰素及NK细胞（自然杀伤细胞）。干扰素是病毒入侵人体后刺激多种细胞产生的一种对病毒具有抑制作用的细胞因子，能抑制病毒的繁殖和扩散。不过干扰素没办法对付侵入细胞内的病毒，这时候就需要借助NK细胞的帮助。当病毒进入细胞体内开始增殖复制的时候，细胞的形态就会发生改变，这个时候NK细胞就能识别并破坏掉这部分被感染的细胞，把病毒暴露出来。

如果第二道防线依然不能彻底杀死侵入体内的病毒，这个时候免疫系统便会使用最终的"撒手锏"，也就是我们的第三道防线：特异性体液免疫和细胞免疫。我们的淋巴细胞可以产生针对病毒的特异性抗体，这些抗体可以跟病毒结合，这样病毒就无法侵入我们机体的正常细胞，随后会由免疫系统里的清道夫——巨噬细胞将结合的病毒和抗体清除掉。同时，部分B淋巴细胞会记住这些入侵的病毒，当它们下一次进入身体准备做坏事时，这些有记忆的B淋巴细胞会快速增殖分裂，产生大量抗体来对付它们。而T淋巴细胞会更高效地将被感染的细胞裂解，使病毒暴露出来。

当然，我们的免疫系统也不是万能的，也会有少部分穷凶极恶的"不法分子"能够逃过免疫系统的追捕，甚至使免疫系统瘫痪。如EB病毒（人类疱疹病毒）及水痘—带状疱疹病毒，它们可以在我们的身体里长期潜伏，等我们的免疫力下降时再出来兴风作浪。而HIV（人类免疫缺陷病毒）在通过多种方式逃避免疫系统的追捕时，还能感染我们的T淋巴细胞，使我们的免疫系统失灵、瘫痪。部分潜伏的病毒也被证实与恶性肿瘤的形成息息相关，如EB病毒可能导致鼻咽癌，等等。

08

你听说过的病毒有哪些？

自然界中的病毒有千千万万种，我们不可能都认识，但有一些病毒常常导致人们生病，我们也经常听到它们的名字。那么，这些病毒有哪些呢？

1.单纯疱疹病毒。疱疹病毒这个名字虽然听起来有点儿陌生，但引起的病可是非常常见。疱疹性龈口炎，也就是嘴角起泡，大部分是由单纯疱疹病毒感染引起的。你可别以为这个病毒就这么点儿本事，它还能导致特别严重的脑炎，就是老百姓俗称的大脑炎。

2.水痘—带状疱疹病毒。这个病毒可厉害了，儿童初次感染会得水痘，恢复后病毒会潜伏在体内，到成人再得病就是带状疱疹。

3.巨细胞病毒。主要是在小宝宝时引起感染，多数是妈妈传染给宝宝，所以孕前检查中就包括检查巨

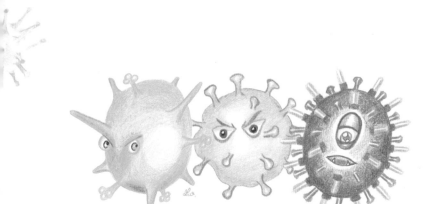

自然界中的病毒有千千万万种

细胞病毒。儿童感染了这种病毒多无特殊症状，少数患儿可引起肺炎、肝炎等疾病，有些先天性感染的宝宝还会出现智力障碍和先天畸形等。

4.EB病毒（人类疱疹病毒）。这是人群中最常见的病毒，感染率在90%以上，但只有少部分人会发病。在儿童中主要引起一种叫作传染性单核细胞增多症的病，主要表现为发热、咽峡炎、淋巴结肿大，还可合并肝脾肿大。

5.人乳头瘤病毒。这个病毒感染和宫颈癌发病有关，它的疫苗叫作HPV疫苗，又称为宫颈癌疫苗，是近两年才引入国内的疫苗，建议适龄的女性都接种此疫苗，未成年的女性可以询问医生。

6.腺病毒。这个病毒不是很有名，但是在小朋友中会引起很严重的肺炎，并伴有高热、喘息等症状。

7.流感病毒。流感病毒分为甲、乙、丙三型，近一百年来，流感引起了几次世界大流行，每年冬天都会让很多孩子生病，而且由于流感病毒特别容易变异，疫苗年年都有调整，也就是年年都得打。

8.麻疹病毒。麻疹是种挺吓人的传染病，传染性特别强。患者发热，全身会起红色的皮疹，还可能会有肺炎等并发症。每个小宝宝都需要接种麻疹疫苗。

9.腮腺炎病毒。该病毒引起的病叫作流行性腮腺炎，人被传染后会发热、脸颊部出现红肿等。麻风腮疫苗里的"腮"，就是指腮腺炎病毒。

10.呼吸道合胞病毒。感染多见于新生儿和6个月以内的婴儿，引起咽炎、喉炎、细支气管炎及肺炎等。

11.脊髓灰质炎病毒。引起的疾病是脊髓灰质炎，也叫小儿麻痹症。这个病现在已经很少见了，小时候吃糖丸就是为了防止这种病传染。有些成年人会有一条腿跛，可能就是因为小时候得了小儿麻痹症。

12.肠道病毒71型。这是引发手足口病最常见的病毒。手足口病在儿童中年年都会得，生病的小孩子手、脚、嘴里会有疱疹，还有发烧等其他症状，是一种很厉害的传染病。

13.鼻病毒。这是引起普通感冒最常见的病毒，一年可能得好多回。

14.甲肝、乙肝、丙肝、丁肝、戊肝病毒。这么多种肝炎，都是由不同的病毒引起的。

15.冠状病毒。这种病毒其实很常见，普通感冒中有很多就是由冠状病毒引起的，但是近些年有几种臭名昭著的冠状病毒，引发了很严重的传染病，比如SARS病毒、2019新型冠状病毒、中东呼吸综合征病毒。

16.轮状病毒和诺如病毒。这些病毒是儿童腹泻最常见的病原。

17.狂犬病毒。狂犬病就是由这种病毒引起的，得了这个病几乎是没有人能被救活的，所以被狗咬了一定要打疫苗！

18.埃博拉病毒。埃博拉是非洲的一个地名，该病毒引起的疾病叫埃博拉出血热，是当今世界上最致命的病毒性出血热，新闻里经常报道这种病。

19.人类免疫缺陷病毒，也就是引起艾滋病的病毒，感染后人的免疫系统就会被摧毁。

看完这些，你是不是对病毒有所了解了呢？如果你已经记住了这些病毒，那么从现在开始，就请做好防护，多锻炼、勤洗手、多通风、吃熟食、喝烧开后的水，让自己远离病毒的侵害，健康、快乐成长吧！

09

哪些病是由病毒引起的？

病毒感染人体后，经过吸附、注入、合成、装配、释放，直接或间接地引起某些疾病，这个过程可以理解为一场"攻城略地"的战争：病毒进入我们的身体后，首先会找到一种叫作细胞的结构，然后冲进去混吃混喝，并且努力地培养下一代，在这期间还会或多或少地搞搞破坏。小小的病毒可是有大大的魔力，不同的病毒能给我们身体不同的部位造成影响，比如呼吸系统、消化系统、循环系统及神经系统等，下面分别列举各自常见的疾病。

一、呼吸系统的疾病，如上呼吸道感染、急性咽喉炎、气管炎、支气管炎、肺炎等。患者多会出现发热、流涕、鼻塞、咽痛、咳嗽、喘息等症状。这类疾病多发于冬春季节，小朋友们预防时要注意多饮水，

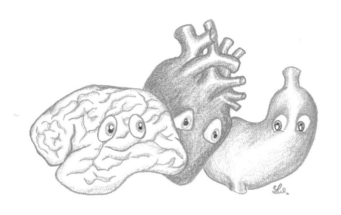

不同的病毒能给我们身体不同的部位造成影响

合理穿衣，减少出入公共场合，注意室内空气流通等。

二、消化系统的疾病，主要指感染性腹泻，如轮状病毒肠炎、诺如病毒肠炎等。患者主要表现为腹痛、腹泻、恶心呕吐、发热等。这类情况主要是病从口入引起的，所以在生活中，小朋友们一定要做好手卫生，家长们要注意食物、餐具以及玩具的清洁、消毒等。

三、循环系统的疾病，主要表现为心肌炎。宝宝在前期可能只是表现为感冒或者腹泻，1~3周后，会出现没精神、喘大气等症状，严重者会出现明显的气促、食欲下降、活动耐力减低、不能平卧、手脚发凉以及水肿等，临床上会表现为心力衰竭、心律失常、心源性休克，甚至猝死，因为病情极为凶险，家长一定要及早识别，及时就医。

四、神经系统的疾病，主要是指我们平时说的"脑炎"。医生在工作中经常遇到一些焦虑的家长，他们总会问"发烧会烧坏脑子吗"之类的问题。要回答这个问题，首先需要搞清楚因果关系。孩子是因为患了"脑炎"而发热，或者某些疾病合并了"脑炎"，然后因为年龄、病情严重程度及治疗等因素影响到了智力。所以，如果孩子没有出现精神差、头痛、呕吐、抽搐、意识障碍、精神行为异常等颅内感染的症状，家长们是不需要过分紧张地问"脑子会不会烧坏"这个问题的。

对于宝宝来讲，病毒感染后经常会引起一些发热出疹性的疾病，常见的有水痘、麻疹、手足口病等。这几种病，同样是发热，但皮疹情况却不一样。

1.有出疹顺序的"脏脏疹"——麻疹：自耳后—额面部—颈—躯干—四肢—手足心，孩子的眼睛会像小兔子眼睛那样红红的，流眼泪、流鼻涕，看起来脏脏的，疹退后有色素沉着及细小脱屑。

2.向心性分布的"四世同堂"——水痘：发生顺序为先躯干、头皮，后颜面、四肢，四肢远端少见，并且同时存在斑疹、丘疹、疱疹和结痂四种形态，被形象地称为"四世同堂"，且伴痒感。

3.顾名思义的手足口病：在手、足、口、臀部散在斑疹、斑丘疹、小疱疹，并且不结痂、不留疤。

4.不必紧张的"幼儿急疹"：多见于2岁以内的婴幼儿，通常在发热3～5天后，热退疹出，以头、面、颈及躯干部多见，皮疹不痛、不痒、不留痕，而且没有并发症，所以不必紧张。

10

怎样预防病毒感染？

通过前面的学习，想必你已经对病毒这种不友好的小生物有了很多了解。既然病毒无处不在又害人匪浅，我们应该怎样做才能免受病毒的进攻呢？

首先，我们来了解一下病毒感染的三个基本环节：传染源、传播途径和易感人群。只有这三个环节同时存在，感染性疾病才可能造成传播与流行。只要切断其中的任何一个环节，病毒就不能进入我们的体内胡作非为了。那么如何切断这三个环节呢？

第一，控制传染源。

什么是传染源呢？简单来说，传染源就是受了感染的人或者动物，其共同点是体内有病原体生存繁殖，并不时地排出体外，感染别人。传染源不仅包括有症状的病人或者动物，还包括没有任何症状但是已经被

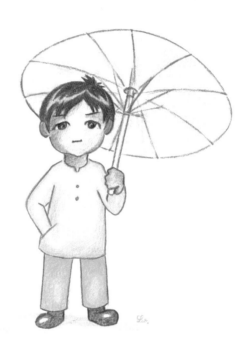

应该怎样做才能免受病毒的进攻？

感染的病原体携带者——这部分才是最重要、最危险的传染源，也给我们的预防带来很大的困难！

我国早就制定了完善的法律法规来控制一部分传染性强或者危害极大的疾病的传染源，对病人采取"五早"措施，即早发现、早诊断、早报告、早隔离、早治疗。大多数传染病在发病早期传染性最强，因此发现越早，就越能迅速采取有效措施。同时，对病人及时诊断，可以使其得到早期隔离、早期治疗，有效地防止疫情进一步扩大。

第二，切断传播途径。

传播途径是指病原体从传染源传播到易感人群的过程。切断传播途径就是采取一定的措施，阻断病原体从传染源转移到宿主，从而防止疾病的发生，这也是预防工作的关键部分。

那么病毒主要通过哪些方式传播到我们体内呢？

一般可以分为两种方式：水平传播和垂直传播。

水平传播是指病毒在人群之间的传播，主要通过皮肤黏膜、呼吸道、消化道或泌尿生殖道来进行，在特殊条件下可直接进入血液循环（如输血、皮肤损伤、蚊虫叮咬等）感染机体，是很常见的传播方式。

水平传播的病毒性疾病种类繁多，如今大家恐惧的新型冠状病毒肺炎、非典型肺炎、手足口病及宝宝们常见的诸如病毒肠炎、流感等，对于此类疾病，我们可以通过以下方式预防：

①注意个人卫生，勤洗手、洗脸，咳嗽或打喷嚏时捂住口鼻，不用手或衣袖直接擦眼睛、鼻子和嘴巴。

②在传染病高发的季节，避免去人多及密闭的环境，外出时戴好口罩，做好必要的防护。

③注意饮食卫生，不要吃生食，不要与他人共用餐具。

④在家要多开窗通风，家中器具、地板勤消毒。

⑤皮肤破损后注意消毒，避免感染，拔牙、献血或输血要选择正规的医疗机构。

垂直传播也叫母婴传播，是指被感染的妈妈在怀孕时期经胎盘或产道将病毒传染给胎儿或新生宝宝，比如艾滋病、乙肝、丙肝等，该方式的传播与水平传播相比更少见一些，但也更难控制。

每个家庭都希望能够迎接一个健康的宝宝，所以我们要做到以下两点：首先，孕前的健康体检是必不可少的，只有妈妈的身体棒棒的，才能给宝宝更健康舒适的成长环境；其次，在怀孕期间要尽可能注意传染性疾病的预防，要知道保护自己就是保护宝宝！

对于被感染的母亲，我们提倡用剖宫产的方式生产，以减少宝宝接触母体产道被污染的体液而被感染的概率。宝宝在出生后，还需要进行一系列相关的免疫接种，但即使这样，也不能保证宝宝百分百不被感染。可见，母亲的健康对于宝宝是多么重要！

第三，保护易感人群。

易感人群是指对某种疾病缺乏免疫力，易受感染的人群。在日常生活中，主要是指儿童、老人以及有基础疾病等的所谓"体质欠佳"者。对于此类人群，我们必须要强调预防接种的重要性。

预防接种，也就是我们平时所说的打预防针，它既包括国家强制要求每个儿童必须进行的免疫接种，如乙肝疫苗、脊髓灰质炎疫苗、麻疹疫苗、乙脑疫苗等，又包含特殊时期和季节提倡儿童、老年人及其他易感人群接种的疫苗，如流感疫苗、轮状病毒疫苗等。

预防接种的主要作用是刺激机体产生抵抗和杀灭病毒的抗体及对应的记忆细胞，当人体不幸被该种病毒感染时，抗体和记忆细胞能在最短的时间内认出并消灭它们，以免它们在我们体内做坏事！

另外，增强自身体质也非常重要。我们应该养成以下好习惯，并且坚持下去，让身体变得更强壮，从而提高对病毒的抵抗力。

①早睡早起，合理作息，保持充足睡眠。

②坚持锻炼，积极参加体育运动，保持良好的心态。

③健康饮食，摄入足够的水果、蔬菜及优质蛋白质，比如蛋类、鱼虾、瘦肉等。

虽然病毒无处不在、无孔不入，但是做到以上这些，相信大多数病毒都不能奈何得了我们啦！

11

消毒液有那么多种，哪种管用？

宝宝生病了，或者有传染病流行时，医生一般会告知家长要注意卫生和家里的清洁消毒。这时家长们开始犯愁了：消毒液有那么多种，到底哪种管用呢？

回答问题之前，我们先来了解一下自然界中存在的主要微生物：细菌（繁殖体）、真菌、病毒和芽孢。有些细菌可以在恶劣的生存条件下形成休眠体，就像睡着了一样，在特定的条件下可以迅速复活，我们称它为芽孢。本来，我们与自然界的微生物是和平共处的，但在一些特殊时候，我们需要使用消毒液来消灭一些可以致病的微生物。对于上述的疑问，我们来从下面的问题中找到答案。

一、消毒液的种类有哪些？

根据消毒液的成分，可将其分为七大类：

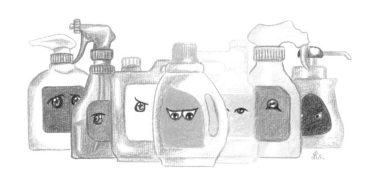

消毒液可以分为七大类

氧化类：对细菌、真菌、病毒及芽孢等都具有较强的杀灭作用，作用快而强，主要用于表面消毒。如过氧化氢（又称双氧水）、臭氧、二氧化氯等。

醛类：对细菌、芽孢、真菌、病毒均有效。如甲醛、戊二醛。

酚类：对细菌、真菌和部分病毒有效。如对氯间二甲苯酚。

醇类：对细菌及部分病毒有较强的杀灭作用，对真菌、芽孢无效。如乙醇，也就是我们通常说的酒精。

碱盐类：能杀死细菌、芽孢、病毒和一些难杀死的微生物。杀菌作用强，有强腐蚀性。如氢氧化钠、氧化钙等。

卤素类：能杀死大部分微生物。该类消毒剂以表面消毒为主，如次氯酸钠。

表面活性剂类：能杀死细菌，但对芽孢、真菌、病毒、结核杆菌作用差。如新洁尔灭（苯扎溴铵溶液）、洗必泰（醋酸氯己定）、复合季铵盐（对病毒作用强）。

可以看出，这几类消毒液对普通细菌均有杀灭作用，但对于病毒来说，消灭效果却是不一样的。因此，在种类繁多的消毒液中，到底哪种管用呢？我们需要从它的具体成分来判断。

二、市场上的消毒液主要有哪些？

消毒液多为化学成分，考虑到使用的安全性，市场上的消毒液主要有卤素类、醇类、酚类和表面活性剂类这四类，主要成分分别为次氯酸钠、酒精、对氯间二甲苯酚和复合季铵盐。我们在生活中最常使用的为卤素类和醇类消毒液。

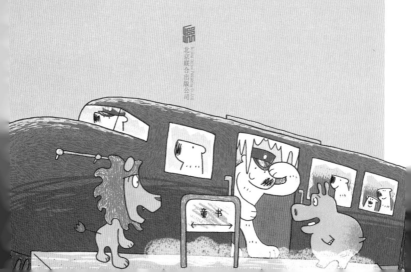

如果苹果有牙齿

文 / 图：[美] 米尔顿·格拉泽　雪莉·格拉泽
译：王美芳　编译：高洪坡　书号：978-7-5502-9836-1
定价：45.00 元（精）

书号：978-7-5502-9836-1

一部艺术启蒙的经典双语绘本，以
突破大众想象力引发关注，长销
欧美国家半个多世纪。

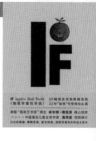

绘本

绘本

101 个不洗澡的理由

文：[美] 斯泰茜·麦克安尔蒂　图：[加拿大] 乔伊·昂
译：王美芳　书号：978-7-5596-1113-0
定价：39.80 元（精）

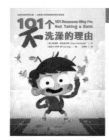

想象力丰富，语言幽默有趣，通过
再现真实的生活情景，反映儿童的
心理变化，引发强烈亲子共鸣。

狮子与老鼠的 225 次相遇

文 / 图：[法] 克洛蒂尔德·贝汉　译：刘叶茹
书号：978-7-5596-1127-7　定价：68.00 元（精）

全书可随意组合出 225 个故
事，是一本动手又动脑的创
意绘本。

上页往左翻

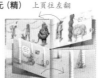

狮子和老鼠的225次相遇

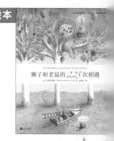

下页往右翻

绘本

绘本

六只小老鼠

文：芷涵　图：阿咚
书号：978-7-5596-0640-2
定价：39.80 元（精）

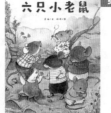

冰心儿童文学新作奖得主芷涵创作的首部儿童绘本
金波、钱万成、薛涛等儿童文学作家联袂推荐。

三、如何识别可以消灭病毒的消毒液？

1.卤素类，含有成分次氯酸钠。代表产品有84消毒液，可以有效杀灭细菌、病毒。但其性质不稳定，效果容易受温度影响，因此需要用冷水来配备。大多数家用漂白剂溶液含有5%的次氯酸钠，通常建议按1：100的比例稀释。即使用1份漂白剂和99份冷自来水配备溶液，用于物体表面的消毒。

2.醇类，75%的乙醇杀灭细菌的效果最好，也可杀灭部分病毒，如流感病毒、冠状病毒、单纯疱疹病毒、乙肝病毒等，但对一些抵抗力强的病毒，如腺病毒、柯萨奇病毒是无效的。由于酒精易燃，作为表面消毒剂使用时，仅适用于小面积污染物，并且需要在通风良好的空间内进行。

3.二氧化氯，为第四代消毒产品，可杀灭一切微生物，具有安全、高效的特点，是世界卫生组织推荐的A1级消毒产品。

四、市场上常见的消毒液的性能对比

了解消毒液的性能，可以帮助我们选择合适的消毒产品，市场上常见的消毒液的性能对比如下。

4种消毒液的性能对比

性能	二氧化氯	氯制剂	季铵盐	苯酚
毒性	无	有	无	有
三致效应[a]	无	有	无	有
腐蚀性	对不锈钢无腐蚀	对金属有强腐蚀	无腐蚀	无腐蚀
残留性	无	有	无	有
气味	稍有二氧化氯味	强氯味	无	有强刺鼻味
稳定性	稳定	不稳定	稳定	稳定

a：三致效应，指致癌、致畸、致突变。

（李桂芬，李振华.家用消毒液安全使用探讨[J].中国洗涤用品工业，2014，(12):72—76.)

通过这个表格可以看到，在生活中，如果不是必要，是不推荐使用消毒液去频繁清洗衣物的。细菌与人类是相互依存的关系，对人体的免疫系统功能至关重要，只有少数的细菌对人类是有害的，因此消毒液的使用最好遵循专业人员的建议。日常的消毒，通过太阳紫外线就可以做到，用肥皂水洗衣物也能有效杀菌。对于餐具，可采取热水煮沸的方式达到消毒的效果。

12

病毒怕冷还是怕热？

大多数病毒是怕热而不怕冷的，它们在50℃~60℃环境下30分钟即被灭活。而在寒冷的冬天，病毒反而能够保护自己，可长期保持其感染性，这也是冬天的时候小朋友们更容易被病毒侵袭，甚至需要去医院请医生帮忙打败病毒的原因。

那么为什么病毒更怕热呢？

这就要从病毒长什么样子说起了。病毒长得非常小，我们用肉眼无法看见它们。有的病毒只有光秃秃的身体，因此扛不住阳光中紫外线的杀伤力，在紫外线照射下很容易失去活性。而有的病毒会穿上"衣服"，给自己装上"盔甲"，因而能够抵抗一部分紫外线的伤害。由于病毒"盔甲"的主要组成成分是蛋白质，因此当环境温度升高到一定程度时，"盔甲"就变质

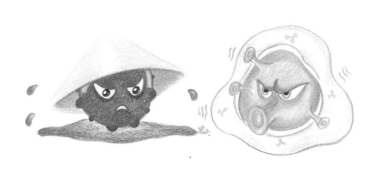

大多数病毒是怕热而不怕冷的

而失去了原本的保护作用，这时就不能帮助病毒抵抗外界环境的攻击了。而当天气变冷，环境温度降低时，病毒的"盔甲"不会受到影响，病毒也能保持其活性，这也是到了秋冬季温度下降时，得感冒的小朋友就会增多的原因。

既然病毒怕热，是不是多晒太阳就可以防止病毒侵袭呢？

当然不是。你有没有发现，不管是在炎热的夏天还是在寒冷的冬天，我们的身体都是暖暖的呢？这是因为我们的大脑司令官随时都在根据环境温度的变化发出指令："好热呀，出出汗吧！""太冷啦，要打哆嗦啦！"因此，无论晒多久的太阳，我们的身体温度只会在36℃～37.3℃之间波动，这远远低于病毒失活所需要的温度。相反，晒太久的太阳可能会灼伤皮肤，使得病毒有机可乘，攻入我们的身体。

那是不是天气越热，病毒的感染性就越弱呢？

答案是否定的。现在我们知道，有"衣服"穿的病毒更能抵抗外界的攻击，而其实质就是衣服的主要成分——蛋白质没有发生变性。所以说，只要外界环境温度没有达到破坏病毒"衣服"的条件，病毒的保护层就一直存在，病毒就能一直保持活性，也就是感染性。就算是炎热的夏天，我们的环境温度也很难达到50℃～60℃。因此，不是温度越高病毒感染性越弱，而是只有当温度达到足够高时，病毒才会失去其感染性。

在日常生活中，我们可以通过定期使用高温或者消毒柜、紫外线等方法消毒处理日常用具，减少病毒的攻击，保护家人的身体健康。

13

抵御病毒，疫苗有用吗？

宝宝们从出生开始，就要接种各种各样的疫苗，这已经成为大家公认的重要事项。但在带宝宝接种疫苗时，爸爸妈妈们常常会问医生："疫苗真的有用吗？真的可以抵抗病毒吗？"下面我们就来讲一讲疫苗在人体内是如何发挥作用的，是否真的可以起到抵御病毒的效果。

疫苗大多是由所预防疾病特有的病原微生物灭活或减毒而来，保留了刺激动物体免疫系统的特性。爸爸妈妈们不用担心，经过"改装"后的病原微生物不仅不会使人生病，还会帮助人体对再次到来的"入侵者"做出及时、迅速的反应，产生"利器"——抗体，从而帮助人体抵御病毒，保持健康。

如果说入侵的病毒是敌军，那么接种疫苗后产生

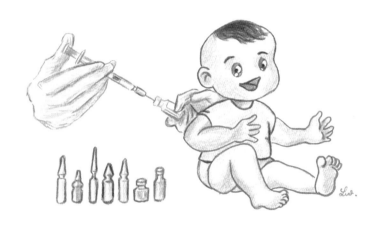

抵御病毒，疫苗是有用的

的特异性抗体就是新加入我军的精英部队了。当机体受到病毒的攻击时，体内的"哨兵"——巨噬细胞识别病毒的到来，随即上报作战部队——免疫系统。免疫系统立刻做出战略部署，临近部队先去作战，同时通知精英部队——特异性抗体准备作战。抗体马上进入战斗状态，与病毒决一死战，保护人体健康。

因此，我们能够肯定的是，对于抵御病毒，疫苗是有用的。但是对于不同的病毒，人体的免疫系统产生的抗体寿命是不同的：有的可以维持数十年，比如麻疹疫苗；有的则只可维持一年，如流感疫苗。同时，不同的人对疫苗的反应也是不同的。如有的人使用乙肝疫苗后很快会产生抗体并维持很多年，但有的人不仅不容易产生抗体，维持时间也较短，需要换不同类型的疫苗或者多次注射。

抗体一旦产生，就会对病毒产生精确和全面的杀伤，一般能做到使感染者痊愈，即便未能达到痊愈，也可减轻病情发展的严重程度。在人体进化的同时，狡猾的病毒也在不断地变异进化：通过突变让病毒的抗原特性发生改变，让人体抗体对其没有效果，让免疫系统不能及时地做出反应。此类狡猾的病毒以流感病毒居多，流感病毒通过不断的变化来躲避免疫系统的进攻和疫苗的预防。因此，同一种疫苗对不同的人防御病毒的能力也不同。

由此可见，对于抵御病毒，疫苗是有效的。为确保疫苗能始终帮助人们抵御病毒，我们需要及时并定期地接种疫苗。另外，家长们需要注意：疫苗要提前使用，使用后体内产生抗体才有效，一旦发病再接种疫苗对此次病程是无效的。因此，按时接种疫苗非常重要。

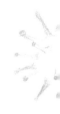

14

不生病的人也会传染疾病吗？

幼儿免疫系统尚未发育成熟，机体抵抗力相对较弱。尤其是当小朋友们上学后，身边接触的人多了，更容易感染疾病，这让家长们很是担心。有时候家长们会产生疑惑：孩子接触不生病的人也会被传染疾病吗？答案是会的。表面上不生病的人，也可能会携带那些能让人生病的大坏蛋——病原体，从而将疾病传给孩子。那么，哪些没有症状的人是会传播疾病的呢？

能够传播疾病的传染源包括患者、隐性感染者、病原携带者和被感染的动物。病原体在传染源的体内生存、繁殖，并能排出体外。其中，隐性感染者和病原携带者就是我们需要更加警惕的"不生病的人"。

隐性感染是指病原体侵入人体后，仅引起机体产生特异性免疫应答去对抗病原体，不造成或只造成

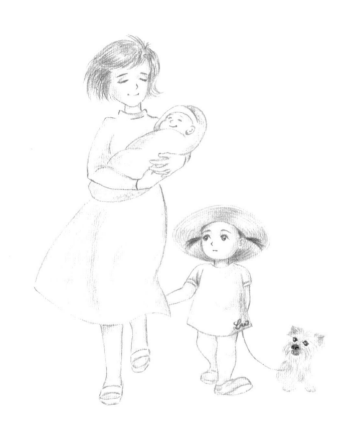

"不生病的人"也会传染疾病

轻微的组织损伤，因此没有任何症状，只能通过一些医学检查发现。在大多数病毒性传染病中，隐性感染是最常见的。比如脊髓灰质炎，这种疾病的隐性感染者占全部感染者的90%~95%。脊髓灰质炎隐性感染者没有症状出现，不产生病毒血症，也不侵入中枢神经系统，但能从他们的咽部和大便中找到病毒，还可以在血液中查到与病毒对抗的武器——特异性中和抗体。很多家长们可能不知道，我们熟知的手足口病隐性感染率也很高，有些大人感染手足口病后没有任何症状，在不知情的情况下就可能通过亲密接触而使身边的宝宝患病。隐性感染者绝大多数可以获得不同程度的特异性免疫，他们拥有了强有力的武器，最终就可以战胜并消灭病原体。

病原携带状态是指病原体侵入人体后生长繁殖，人体的防御能力与病原体保持相互平衡的状态，不发生免疫应答，病原体不被清除而长期存在于体内，并可以排出。你听过"伤寒玛丽"的故事吗？玛丽是美国发现的第一个无症状伤寒杆菌带菌者，她一直身体健康，却相继传染了52人，其中7人死亡，是一例典型的病原携带者传染疾病的事例。这个故事让我们知道，有些病原携带者传染能力也很强。

由此可见，"不生病的人"也会传染疾病，及时识别并控制病原体的传播是至关重要的。但是面对生活中存在的这些"不生病的人"，我们应该如何应对呢？

别担心，做到以下几点，我们也能减少传染疾病的发生：①保持良好的卫生习惯，勤洗手，不吃生冷及不干净的食物，保持室内空气流通，少去人多拥挤的公共场所。②按时接种疫苗。疫苗接种是预防疾病、避免严重并发症最经济有效的方法。③合理饮食，多运动，增强体质。④家长们与宝宝接触时也要注意个人卫生，勤洗手，尽量不嘴对嘴亲吻、喂食，咳嗽或打喷嚏时捂住口、鼻。良好的习惯有助于减少病原的接触，免疫力的增强有助于减少病原的入侵，孩子的健康需要我们共同的努力。

15

戴口罩绝对保险吗？

在自然界中，有许多许多的病毒，它们的传播方式多种多样，主要分为呼吸道传播、消化道传播、接触传播、昆虫叮咬或者动物咬伤、通过血液及血制品传播。那么，我们需要怎么做才能减少病毒传播呢？一般来说，防止呼吸道传播主要依靠戴口罩，防止消化道传播需要注意吃东西卫生，防止接触传播注意勤洗手，防止昆虫叮咬及动物咬伤要注意多加防范，防止血液及血制品传播则需要注意输血安全。下面，我们重点讲解戴口罩预防呼吸道传播病毒这一点。

如果生病的小朋友或者家长咳嗽，产生的飞沫可以传播至几米之外，戴口罩可以减少感染危险，所以·在公共场所，尤其是人多的地方，比如超市、车站、电梯、银行等，就需要戴口罩。

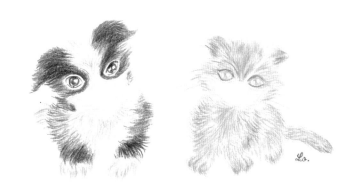

戴口罩可以减少感染危险

然而对于防止呼吸道传播病毒，戴口罩是不是绝对安全呢？答案是否定的。只有选择正确的口罩，同时采用正确的佩戴方式，才能保证安全。

一、怎么选择口罩？

常见的口罩按照防护能力依次为：医用防护口罩>颗粒物防护口罩（N95/KN95）>医用外科口罩>一次性使用医用口罩>普通口罩。那么该怎样选择口罩呢？我们可以参照以下图表。

口罩类型及推荐使用人群

○ 推荐使用   ✔ 选择使用

人群及场景		可不带或普通口罩	一次性使用医用口罩(YY/T 0969)	医用外科口罩(YY 0469)	颗粒物防护口罩(GB 2626)	医用防护口罩(GB 19083)	防护面具(加P100滤棉)
高风险	疫区发热门诊				✔	○	✔
	隔离病房医护人员				✔	○	✔
	插管、切开等高危医务工作者					○	○
	隔离区服务人员(清洁、尸体处置等)				○	✔	
	对确诊、疑似现场流行病学调查人员				✔	○	
较高风险	急诊工作医护人员				○		
	对密切接触人员开展流行病学调查人员				○		
	对疫情相关样本进行检测人员				○		
中等风险	普通门诊、病房工作医护人员等		✔	○			
	人员密集区的工作人员		✔	○			
	从事与疫情相关的行政管理、警察、保安、快递等从业人员		✔	○			
	居家隔离及与其共同生活人员		✔	○			
较低风险	在人员密集场所滞留的公众		○				
	人员相对聚集的室内工作环境		○				
	前往医疗机构就诊的公众		○				
	集中学习和活动的托幼机构儿童、在校学生等		○				
低风险	居家活动、散居居民	○					
	户外活动者	○					
	通风良好场所的工作者、儿童和学生等	○					

(图片来源:中华人民共和国国家卫生健康委员会 http://www.nhc.gov.cn/)

简单总结就是，医生处于中高风险的环境下，需要戴好的口罩，而普通人如果不去人多的地方，只需要戴最普通的口罩就可以了。

二、怎么正确佩戴口罩？

选择好合适的口罩后，一定要使口罩边缘紧紧地贴在鼻梁、面部上，否则防护效果不好。

医用外科口罩，颜色较深的一面朝外，颜色较浅的一面对准自己，有金属条的部分戴在鼻子上。

有呼气阀的口罩可以保护佩戴者，但不保护周围的人。已经生病的人，最好不要使用带有呼吸阀的防护口罩，因为它无法阻挡病毒跑出来。

三、多久换一次口罩？

佩戴口罩前请仔细洗手，佩戴时避免接触口罩内侧。一个口罩只能由一个人佩戴，建议2~4小时换一次口罩，一般不建议重复使用。特殊情况下重复使用次数不超过5次，如需重复使用，可悬挂在洁净、干燥通风处，或将其放置在清洁、透气的纸袋中。当出现以下情况时，应及时更换口罩：呼吸明显费力、口罩破损或毁坏、口罩与面部无法贴紧、口罩受污染弄脏。

四、用过的口罩怎么处理?

使用过的口罩存在污染环境、感染他人的风险，但不能用开水烫、焚烧、剪碎等办法处理，容易增加感染风险。

普通人使用过的口罩是可以直接丢进生活垃圾桶的，建议折叠后扔掉。如果戴口罩接触过许多人，建议扔进塑料袋，然后喷洒消毒液后密封扔掉。病人佩戴的口罩需要扔到专门的医疗废物桶，由专门的部门进行回收。处理口罩后都需要洗手。

只有以上的注意事项都做到了，才能更好地保护自己和他人。

16

你会洗手吗？

在日常生活中，肉眼看不见的细菌、病毒无处不在，它们是造成许多疾病感染和扩散的原因之一。常言说"病从口入"，这句话人们都能理解，然而，不少疾病却是经过手而入口的。养成良好的洗手习惯对预防疾病起到关键作用。那么，你会洗手吗？当被问到这个简单的问题时，人们的回答几乎一致："谁还不会洗手？"但事实上，洗手时使用洗手液或肥皂，并且洗手时间达到医生建议的时间以上的人，少之又少。

一、正确洗手的重要性

人的一只手上大约沾有数十万个细菌，这远比电梯扶手、公园长椅脏得多。手作为细菌和病毒的载体，通过直接接触或间接通过公共场所接触，使得致病菌

可以在人与人之间传播。如果没有正确洗手，我们可能在不知不觉中将细菌、病毒和寄生虫传播给他人。世界卫生组织甚至把每年的10月15日定为"全球洗手日"，可见洗手的重要性。

二、除了饭前便后，何时还需要洗手？

日常生活中我们会遇到很多需要洗手的情况，比如：家中如果有婴幼儿，在抱孩子、喂孩子前和处理婴儿粪便后；去超市或商场购物后；接触公共物品，如电梯扶手、按钮、公共电话后；摸过钱币后；吃药、往伤口涂药之前；佩戴隐形眼镜前；户外运动玩耍后；在人多车多的地方，与陌生人有肢体接触后；接触宠物后；打喷嚏用手捂住口、鼻后，等等。

三、越洗越脏的洗手误区，你中了几个？

在现实生活中，有相当多的人洗手时陷入了"误区"。

误区一，不用肥皂或洗手液。

单纯地用清水洗，并不能有效地去除手上的病原体，仍会有大量的病毒、细菌残留在手上。

误区二，烘干机吹干手有利于清洁。

洗手间一般比较潮湿，烘干机内容易滋生细菌，这样洗净的双手又会被污染。

误区三，用湿纸巾擦手代替洗手。

很多人习惯随身携带湿纸巾，随时拿出来擦一擦以代替洗手，认为这样既省事又卫生，甚至错误地认为可以消毒灭菌。其实，用湿纸巾擦手并不能代替科学洗手，不过，卫生湿巾可以作为保持手部清洁的一个辅助措施。

误区四，洗手速战速决。

如果用肥皂和洗手液洗手时，揉搓时间短、冲洗次数少，对去除病菌作用不大。

误区五，不洗手直接涂抹护手霜。

如果不洗手就直接擦上护手霜，不但起不到好的护肤效果，还会由于手上富含油脂而促进细菌繁衍，这是十分不利的护手方法。所以擦护手霜之前，无论如何都要先把手部皮肤清洗干净。

误区六，用洗手盆水洗手。

很多人认为，使用洗手盆洗手，手也能洗干净。乍一看，确实是在用水洗手，其实经过反复洗手后，盆里的水已经弄脏了。用脏水洗手，手仍然是脏的，根本达不到洗干净手的目的。

四、怎样正确洗手？

专家呼吁百姓要像医务人员一样，用七步洗手法清洁双手，以减少传染病的传播。七部洗手法可以简单记为：内、外、夹、弓、大、立、腕。

第一步（内）：洗手掌。流水湿润双手，涂抹洗手液（或肥皂），掌心相对，手指并拢相互揉搓。

第二步（外）：洗背侧指缝。手心对手背沿指缝相互揉搓，双手交换进行。

第三步（夹）：洗掌侧指缝。掌心相对，双手交叉沿指缝相互揉搓。

第四步（弓）：洗指背。弯曲各手指关节，半握拳把指背放在另一手掌心旋转揉搓，双手交换进行。

第五步（大）：洗拇指。一手握另一手大拇指，旋转揉搓，双手交换进行。

第六步（立）：洗指尖。弯曲各手指关节，把指尖合拢在另一手掌心旋转揉搓，双手交换进行。

第七步（腕）：洗手腕、手臂。揉搓手腕、手臂，双手交换进行。

每次洗手不少于20秒，最好能控制在30秒以上，才能达到很好的清洁效果。特别是戴戒指、手表和其他

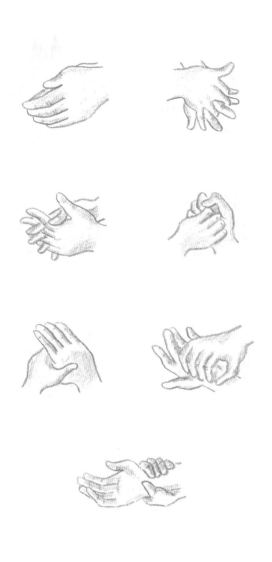

"七步洗手法"清洁自己的手

装饰品的部位，注意应先摘下手上的饰物再彻底清洁，因为手上戴了戒指，会使局部形成一个藏污纳垢的"特区"，稍不注意就会使细菌"漏网"。

五、如何选购洗手产品？

洗手液分"消"字号和"妆"字号两种。带"妆"字号的洗手液有去污、清洁的功效，而"消"字号多了消毒、抑菌的功效。对于普通家庭来说，使用"妆"字号的洗手液就足够了。

有人喜欢用抗菌皂，认为比普通皂好。其实，抑菌素发挥作用需要一定的浓度和时间，而抗菌皂配合清水使用时，抗菌浓度难以保证，洗手三两分钟的过程更难达到抗菌效果。所以，不管是哪种肥皂，只要正确使用，均能有效去除病菌。

通过上述介绍，相信大家对正确的洗手方法及手卫生的重要性有了更加清晰的认识。掌握正确的洗手方法，养成良好的洗手习惯，是预防经手传播疾病的有效手段。不要让我们的手成为疾病入口的"搬运工"。

17

打了疫苗还会生病吗？

现在人们越来越重视疫苗接种，但是面对这些繁多复杂的疫苗，人们也存在很多疑惑和误区。医务人员经常能听到来自宝爸宝妈的这样的疑问："我家宝宝打了疫苗还会生病吗？"目前，虽然接种疫苗预防疾病的效果已得到了人们的充分肯定，但是接种疫苗后，仍有少部分人会生病。这是为什么呢？下面，我们就来解说这个问题。

疫苗免疫程序，是为了让人们在疾病高发前，通过接种疫苗使自身产生抵御疾病的保护伞——抗体。但接种疫苗后并不能保证百分百不生病，总结来说，主要有以下几方面原因。

一、免疫失败

儿童接种疫苗的主要目的是预防疾病，但任何疫苗的保护效果都不是100%，多数疫苗的保护率大于80%。有些宝宝接种疫苗后没有起到保护作用，导致免疫失败，存在因素有：

1.疫苗因素：疫苗本身的原因，如超过有效期、剂量不足、变质等，都会影响抗体的产生，从而导致免疫失败。

2.接种因素：接种时操作不规范也会影响免疫效果，如注射部位或者注射方式不对等。

3.个体因素：由于个体的特殊原因，如免疫力低下、近期使用过丙种球蛋白或免疫抑制剂等；宝宝接种疫苗时间过早，免疫系统尚未发育完善；有的疫苗需要接种数次，目前尚未完成全程接种。这些情况可能导致机体无法产生抗体或者抗体没有达到保护水平，不能形成结实的保护伞阻挡疾病，宝宝就有可能感染发病。

二、偶合发病

如果接种疫苗时正处于疫苗所预防疾病的潜伏期或者前驱期，接种疫苗后还没来得及形成保护伞，仍会发病，此种情况称为偶合发病。

三、存在免疫诱导期

疫苗接种后，机体需要一段时间才能产生保护性抗体，这段时间称为诱导期。诱导期时间长短与疫苗的种类、次数、途径及身体健康状况等有关。一般在1~4周产生有效免疫，因此，在预防有明显季节性的传染病时，最好在该病流行季节前完成疫苗接种。例如流感疫苗，在接种2~4周后体内才能产生具有保护水平的抗体，起到预防作用。我国大部分地区流感活动的高峰以冬春季为主，所以建议在10月底前完成流感疫苗的接种。

四、抗体衰退

目前，除了自然感染外，没有一种疫苗接种一次就可以获得终身免疫。不同疫苗的免疫保护期不一样。接种疫苗后，人体内产生的抗体水平会随着时间的延续逐渐衰退。乙肝疫苗的保护期可长达数十年，而流感疫苗6~8个月后抗体滴度便开始衰减，当低于保护水平时，就可能会感染发病。

五、疫苗型别不符

通常来说，很多疾病的致病病原体不止一种，而我们接种的大部分疫苗只能对其中一部分病原体起预防作用。比如经常害宝宝们住院治疗的肺炎，它的病原体可能是肺炎链球菌、金黄色葡萄球菌等细菌，也可能是腺病毒、肺炎支原体等，但"肺炎疫苗"主要预防的是由肺炎链球菌引起的肺炎。手足口疫苗也只能预防由EV71病毒引发的手足口病，却不能预防柯萨奇病毒、埃可病毒等。有些病毒型别种类多且容易变异，像换了身外衣似的，疫苗就不认识它了，便也不能产生抗体进行保护。

六、人群免疫屏障未建立

一般来说，当对某种疾病有免疫力的人越来越多，达到一定水平时，易感人群数量会减少，人群中就可以形成一道看不见的屏障，阻碍病原体在人之间的传播，我们称为免疫屏障。天花病毒的消灭，不仅依靠个人接种牛痘疫苗，更是通过提高易感人群的牛痘疫苗接种率，在人群中形成了免疫屏障，使天花病毒不能在人群中传播的。

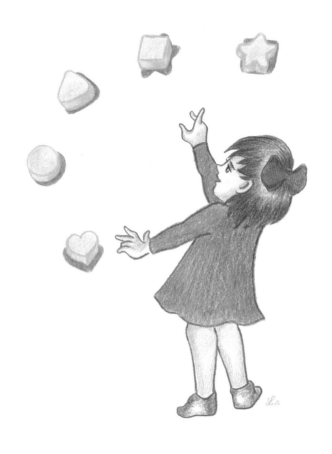

病毒容易变异，疫苗型别不符

看到这，可能有些人会问："既然接种了疫苗也可能会得病，还有接种的必要吗？"答案是当然有必要。首先，接种疫苗后感染发病的概率很小。疫苗接种可以有效预防疾病，而且大量研究证明，相对于不接种疫苗者，接种疫苗后感染发病者的临床表现会较轻，病程较短，并且可有效减少并发症的发生。其次，疫苗接种的人多了，也会提高整个人群的免疫水平，建立免疫屏障，阻断疾病的传播。

实施计划免疫以来，通过普及，极大地降低了传染病发病率和死亡率。处于生长发育阶段的儿童，机体抵抗力较差，容易感染疾病，接种疫苗是预防、控制传染病最经济、最有效的措施，所以请一定要按时接种疫苗哦！

18

为什么有的疫苗需要多次接种，
有的甚至需要年年接种？

宝宝们每次去接种疫苗，宝爸宝妈们都会很心疼，总在想为什么有的疫苗需要反复接种多次（比如乙肝疫苗要打三针），有的疫苗甚至需要年年接种（比如流感疫苗），难道就不能"一针永疫"吗？

宝宝接种疫苗后，一般体内会产生特异性抗体。这些抗体就相当于体内的士兵，它们能快速迎战进入体内的坏家伙。但是士兵要达到足够的数量才能打败这些坏家伙，而且抗体的寿命有限，抗体的数量会随着时间逐渐减少，所以这种保护只能维持一定的时间，且时间有长有短，因此有的疫苗需要接种第二针、第三针，甚至第四针。一般第一针免疫效果较低，第二针、第三针再次刺激人体的免疫系统，能获得更强的免疫效果，抗体的数量更多、寿命更长，保护宝宝的时间也就更久。

我们以乙肝疫苗举例，宝爸宝妈们肯定都知道宝宝出生后接种的第一针疫苗就是乙肝疫苗，那为什么还要在出生后的第1个月和第6个月分别再打一针呢？这是因为，仅仅注射一针不能产生足够的免疫保护作用，甚至有一些宝宝体内不会产生抗体，而接种三针后能使95%以上的宝宝体内产生足够的抗体，这些抗体的寿命很长，可以保护宝宝至少30年。

接下来我们以流感疫苗为例说说为什么有的疫苗需要年年接种。

流感病毒是单链的RNA（Ribonucleic Acid，核糖核酸）病毒，很容易发生变异。它拥有甲、乙、丙、丁四大家族，有很多"兄弟姐妹"。目前能引起季节性流行的是家族甲和乙。甲家族里孩子众多（亚型多），主要原因是病毒手里有两根"魔法棒"——HA（血凝素）和NA（神经氨酸酶），目前发现HA会18种魔术，NA会11种（未来可能还会发现更多种类），HA和NA可以自由组合，形成不同的亚型，如H1N1、H3N2等；乙家族有两个姐妹，它们有着好听的英文名字——Victoria和Yamagata。每到流感病毒流行季节，众多"兄弟姐妹"就会轮流上阵。因为几乎每年流行的病毒亚

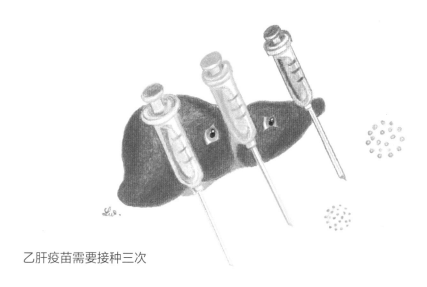

乙肝疫苗需要接种三次

型都不一样，所以世界卫生组织会收集这些数据进行分析，预测下一年度可能流行的病毒，然后生产新的疫苗。因为流感病毒亚型众多，疫苗是预测当年可能流行的病毒株，有可能当年流行的并不是这几种亚型，所以流感疫苗也有脱靶的可能。宝宝们接种流感疫苗后获得的免疫力会随着时间衰减，保护作用一般维持6～8个月，接种一年后体内的抗体数量会显著降低，而抗体数量不够，就无法打败入侵的流感病毒。为保证宝宝们得到最大程度的保护，医生一般建议在当年流感季节来临前接种流感疫苗。

没有十全十美的人生，也没有十全十美的疫苗，但总体来说，疫苗接种利大于弊。为了宝宝的健康成长，宝爸宝妈们要记得按时带宝宝去接种疫苗哦！

19

感冒和流感一样吗？

冬春季是各种呼吸道疾病高发的季节，加之天气变化及病毒感染性强，感冒成了众多宝爸宝妈的梦魇。

很多宝爸宝妈分不清感冒与流感的区别，觉得症状都是打喷嚏、流鼻涕、发烧，二者差不多。而且不管宝宝得的是哪一种，总能让全家人苦不堪言，心惊肉跳。

这时候，怎么判断宝宝是感冒还是流感，如何护理，吃什么药才好，成了宝爸宝妈最关心的问题，下面我们就来一一解答。

普通感冒是由鼻病毒、冠状病毒、副流感病毒及呼吸道合胞病毒等引起的急性呼吸道感染性疾病，常见症状为鼻塞、喷嚏、流涕、发热、咳嗽、头痛等，呈自限性。大多散发，冬春季节多发，但不会出现大流行。多数情况下，这些病毒和人体平安相处，但当

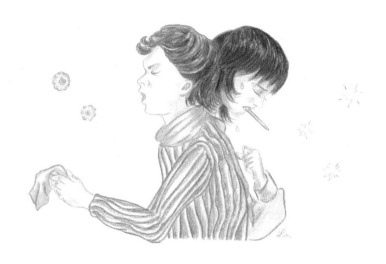

感冒和流感不一样

人体免疫力下降时，它们就会趁机作乱。

流行性感冒简称流感，是由流感病毒引起的一种传染性极强的急性呼吸道传染病。多表现为高热、寒战、咽痛、头痛、肌肉酸痛等症状。患者和隐性感染者是流感的传染源，传播途径为飞沫传播和接触传播。孕妇、婴幼儿、老年人和特定慢性病患者是高危人群，其患流感后出现严重并发症和死亡的风险较高。流感所致儿童死亡多见于存在基础疾病的患儿。儿童流感的并发症有急性支气管炎、肺炎、心肌炎、脑病、脑炎和肌炎等。

无论是流感病毒，还是普通感冒的常见病毒，感染后，人体的免疫系统就会拉响警报，消灭"入侵之敌"。此时，人体会出现发热、乏力、咽痛等症状，一方面提醒机体有"入侵之敌"在捣乱；另一方面，体温升高能消灭一部分病原体，同时加强各种免疫系统的抵抗力。

如果宝宝出现精神不好、高热不退等情况，需要及时就医，做血常规＋CRP（C-反应蛋白）、化验流感病原体，甚至拍胸片等。

无论和哪种病毒交手，主要还是靠人体免疫系统消灭病毒，达到恢复。强调接种流感疫苗就是这个道理，让免疫系统提前"认识"流感病毒，才能更好地做好应对的准备。

不过，病毒攻击人体的时候，细菌很容易乘虚而入造成继发感染。当自身免疫力不从心的时候，就可能会需要出动制胜的"法宝"——抗生素来帮忙。

宝宝常用的抗生素主要有三种：青霉素类、头孢类和大环内酯类。虽然"法宝"很好用，但必须有医生的诊断才能使用，否则容易适得其反。

奥司他韦是目前国内唯一推荐口服的抗流感药物。流感患者可以检测到流感病毒阳性，对于怀疑或者确诊患者建议48小时内服用，如果超过48小时症状无改善或者病情加重，也可以根据症状再选用其他药物对症治疗。但是，该药物并不是神药，仅对甲型、乙型流感有效。由于普通感冒的流感病毒检测是阴性，所以一般无特效抗病毒药物，吃药也主要以缓解症状为主，如对乙酰氨基酚可缓解发热、头痛、关节痛，伪麻黄碱可缓解鼻塞，马来酸氯苯那敏可缓解流鼻涕、打喷嚏、流眼泪等。

20

感染了病毒怎么办？

　　生活中，我们每天都要呼吸新鲜空气，摄入食物和水分，还要工作、学习、交际等，可是无论是空气、食物还是其他物品，世界上每一个角落都不能避免病毒的存在。如果我们不小心感染了病毒怎么办？要如何与病毒进行斗争呢？

　　首先，感染病毒后不要害怕，因为大部分病毒感染都是自限性的过程，也就是说，即使什么药都不吃，过一段时间也能恢复健康。就像得了普通感冒，即使我们不打针吃药，在大概一周之后也能够恢复如初。这是因为我们人体的免疫系统非常强大，当病毒进入我们体内，免疫系统便会"召集兵马"，让体内的"安全卫士"，如巨噬细胞、中性粒细胞等，与入侵的病毒作战，最终将它们消灭！

除了我们最常见的普通感冒，还有很多的病毒感染都是能够自愈的，比如轻症的手足口病、水痘或者病毒感染导致的腹泻等，只要症状不是很重，又没有出现并发症，我们完全不需要恐慌，只需要养精蓄锐、多喝水、好好吃饭，让我们体内的"士兵们"有足够的"军粮"去对抗这些坏家伙就可以啦！

其次，在一些情况下要进行一些简单的对症处理，比如体温超过38.5℃可以口服退热剂及物理降温，发热、腹泻、呕吐的情况下要多喝水或者口服补液盐，补充水分和电解质等。这些不但有利于减轻我们痛苦

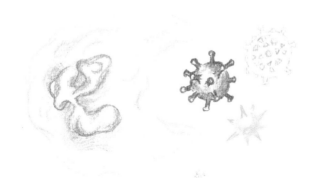

巨噬细胞与入侵的病毒作战

的感觉，也有利于帮助免疫系统消灭入侵者。但是，绝不能够因为病毒感染可以自愈就放任不管。以上我们针对的只是轻症患者，要知道，小小的感冒也是有可能导致死亡的！也就是说，不管是哪种病毒感染，只要出现严重的症状以及并发症，我们都需要引起足够的警惕和重视。

如果出现明显的不适，可以口服一些抗病毒药物治疗，常见的有阿昔洛韦、奥司他韦。一般情况下，药物治疗加上自身的抵抗力，大多数病毒都不能幸存。但是，如果通过这些方式我们的症状仍然不能够减轻，或者出现高热不退、呼吸困难、胸痛、精神萎靡或烦躁等表现，说明病毒感染可能比较重或者导致了并发症，那么一定要及时去医院就诊，医生会根据病情给予最佳的治疗。这时候就不要等待自愈了，自愈毕竟需要更长的时间，而缩短病毒在体内破坏的时间有益于减轻它们对机体的损伤，对改善疾病预后大有好处。

病毒感染人体后，由于免疫系统的"主要兵力"被入侵的病毒吸引，这时候机体对细菌出现"防守空虚"，很容易出现细菌感染。在一些情况下，比如当白细胞及中性粒细胞异常增加时，要考虑到合并了细菌感染的可能，并给予适宜的抗生素来治疗。

一些免疫力不佳的人群，如婴幼儿、老年人以及有基础疾病的人，一旦出现病毒感染要比健康成年人的感染更加严重，很容易发展为重症或者出现并发症，所以要更加谨慎，必要的时候应及时去医院治疗，以免病情加重。

另外，需要提醒大家的是，虽然所有病毒感染性疾病都有传染给其他人的风险，但是有一部分的病毒感染性疾病属于传染病，比如2020年春节把我们困在家里不能出门的新型冠状病毒肺炎，以及2002～2003年的非典型肺炎，还有流感、水痘、腮腺炎、麻疹等疾病，它们的传染性都非常强，容易在人群中造成大的流行。或许被感染后我们并不是非常难受，仅仅是发热、咳嗽等，但是如果怀疑是这类疾病一定不能掉以轻心。

感染症状轻时，我们可以在家进行隔离，勤洗手、戴口罩，与家人分餐、分床，尽量避免与他人接触，以免让我们体内的"坏家伙"去攻击家人和朋友。病情重的话一定及时就医，详细告知医生自己的接触史、症状变化，就医过程中戴口罩，不要传染给他人。如

果感染的是流行性强、危害又大的病毒，比如2019新型冠状病毒，除了对自己管控，对那些自己接触过的家人、朋友，即使他们暂时还没有症状，也要注意隔离，必要时配合国家及政府的防控措施，不给病毒伤害更多人的机会！

简而言之，感染病毒后不必恐慌，要冷静、科学地保护自己。平时也要多锻炼身体，养成强健的体魄，这样，当病毒来入侵时，我们就更有信心战胜它们啦！

21

病毒有特效药吗？

前面跟大家介绍了病毒、一些常见的因病毒感染导致的疾病，还有一些常见的治疗手段。小朋友们肯定很好奇：生病了，爸爸妈妈会带我们去医院，请医生帮忙消灭病毒，那么医生是用什么药来消灭病毒的呢？其实，到目前为止，并没有明确的某种药物能够有效地消灭病毒。当然，对于特定的某种病毒，医生可以有针对性地用药物对病毒的复制进行干扰和抑制。下面针对几种常见的疾病，给大家介绍一些对病毒有抑制作用的药物。

每到冬春季，都是流感（流行性感冒）流行的季节，免疫力较差的宝宝们很容易感染这种高传染性的疾病。得了流感会发烧、浑身酸痛、乏力，非常难受。不过不用担心，因为目前有4种类型的药物对流感病毒

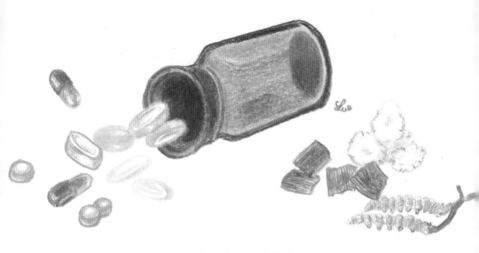

病毒大多没有特效药

具有很强的抑制作用，可以有效地帮助我们战胜疾病。其中最为出名的要数"奥司他韦"了，每到冬季都会面临缺货的局面。它能在疾病的早期就干扰流感病毒入侵细胞和繁殖，可以有效地抑制病毒。

　　EB病毒（人类疱疹病毒）感染导致的传染性单核细胞增多症是儿科病中非常常见的感染性疾病。得了这种病会让小朋友的口咽部向外界排放很多病毒，而使用更昔洛韦虽然没办法加速疾病的治愈过程，但是它可以减少EB病毒的外排，在疾病的治疗中也具有一定的地位。

艾滋病也是一种由病毒感染导致的传染病，需要长期服用抑制病毒的药物来控制病情的发展。艾滋病病毒可以感染淋巴细胞，使我们的免疫系统瘫痪，是一个十足的大坏蛋。由于艾滋病病毒的遗传物质与人类不同，它在我们体内增殖的过程也不太一样，因此需要同时使用多种药物从不同的途径对病毒的复制进行干扰，从而给免疫系统可以休息的时间。比如阿巴卡韦、拉替拉韦等，就是其中常用的药物。目前，这个可怕的大坏蛋还没法完全地被消灭，还需要科学家们进一步的努力。

其他可以抑制病毒的药物还有很多，例如利巴韦林，它可以用于多种病毒感染。但是由于病毒侵入人体后会钻进细胞里，如果药物要对病毒产生足够的杀伤力，势必会误伤我们自己的细胞，因此抗病毒药物的主要作用是辅助免疫系统对病毒进行清除，从而达到缩短疾病治愈时间的目的。现在很多病毒性传染病并没有可供治疗的抗病毒药物，所以小朋友们还是要乖乖地打疫苗，以预防为主才是对抗这种疾病的最好方法。

22

病好后还会再得吗？

　　每个小宝贝的出生对父母来说都伴随着无尽的喜悦。在怀孕生子的过程中父母付出了很多：孕期各种突发情况的应对、频繁的产检……生出来后又会担心孩子生病，生病后又会担心病好了还会不会再得，简直操碎了心。那么，得了一种病，病好后究竟还会不会再得呢？下面我们来解答这个问题。

　　宝宝常见的不适，像感冒、咳嗽、发热等，可以由很多讨厌鬼引起，如细菌、病毒、支原体等，这些被称为病原体，其中病毒占很大一部分比例。小宝贝感染了病毒痊愈后，一部分疾病在今后的生活中再也不会得了，也就是医学上说的获得了终身免疫，而另一部分则不是。这要从不同病毒的特性说起。

　　我们先来介绍可以让宝宝获得终身免疫的病毒，

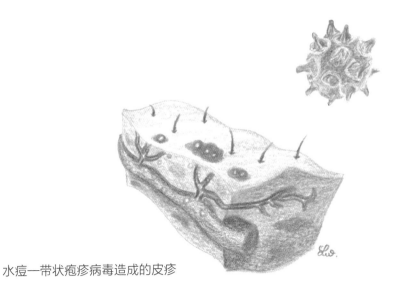

水痘—带状疱疹病毒造成的皮疹

如水痘—带状疱疹病毒，这个病毒会引起水痘。宝宝在被感染后，身体的健康卫士——免疫系统在清除病毒的同时，形成了对付这个坏蛋的专属卫兵，即抗体。一般患过水痘后，宝宝再接触患水痘的小朋友就不会被传染了。但有时病毒会以静止状态存在于神经节，当机体免疫低下时，尤其是中老年时，病毒会以带状疱疹的形式再次侵害机体。同理，一部分病毒（如麻疹病毒、乙肝病毒、脊髓灰质炎病毒等）可以通过接种疫苗的方式使机体仅产生很轻微的不适，甚至无任何不适即获得相应抗体，从而达到获得持久免疫的目的。

有的家长可能还会有疑问："宝宝得过某些疾病，

但病好还会再得，像流感，这又是怎么回事呢？"感染流感病毒后，宝宝可以获得对同型病毒的免疫力，但是个型和亚型之间是没有交叉免疫的，而且流感病毒变异快，它们可以快速改变自己的外形，给自己进行乔装打扮，即改变自己的抗原形态。这样一来，曾经产生的抗体在下次遇到不同的流感病毒时又不起作用了，所以宝宝会反复患病。流感疫苗是根据当年常见的毒株制成的，因此需要每年接种。

爸爸妈妈们可能还常见周围的孩子得病毒相关性的肺炎，那么这个病得了之后还会再得吗？肺炎是由相关病原体引起的肺部的炎症，如细菌、病毒等。常见的病毒包括呼吸道合胞病毒、腺病毒、副流感病毒、巨细胞病毒、鼻病毒等多种。这次病好了，可能下次又会由其他的病原体引起。病毒引起的胃肠道相关疾病也是如此，一般孩子得过病毒相关性腹泻后不能获得持久的免疫，当宝宝免疫力不好时，腹泻还是会来捣乱的。

看到此处大家应该知道了，宝宝患了病毒感染性疾病后，某些可以获得持久免疫，不再患病了，而另外一些则不可以。

不过，宝爸宝妈们也不要过分担心、焦虑，我们还是有很多方法避免宝宝生病的。比如可以通过让宝宝增强体育锻炼、合理饮食、规律作息等方式增强孩子的体质，通过注意卫生、勤洗手、戴口罩等方式减少与病毒的接触等，这些对减少孩子患病都有帮助。希望这些建议可以帮到担心孩子的家长们，帮助每一个小宝贝健康成长。

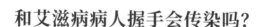

23

和艾滋病病人握手会传染吗？

　　艾滋病的学名为"获得性免疫缺陷综合征"（Acquired Immune Deficiency Syndrome，AIDS），中国人将它音译为"艾滋病"。在自然界中存在着一种可怕的病毒：人类免疫缺陷病毒（Human Immunodeficiency Virus，HIV）。这种病毒感染人类后就会攻击人体的一种防御细胞：免疫细胞CD4淋巴细胞。当这种细胞数目大大减少，不能有效地抵御其他病毒、细菌、真菌、寄生虫等病原入侵时，人类就会出现各种疾病，如反复肺炎、慢性腹泻等，可怕的是容易患恶性肿瘤。此时感染HIV的人就进展为艾滋病患者。

　　艾滋病是一种传染病，那么握手等日常的接触会传染艾滋病吗？

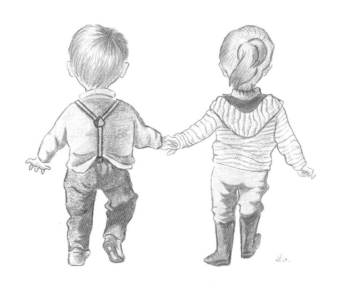

日常的接触一般不会传染艾滋病

艾滋病传染需要三个条件：开放的伤口、体液的交换、病毒达到一定数量。

日常生活中，握手一般不会传播艾滋病。首先，因为手部没有伤口时，完好无损的皮肤可防止病毒进入体内。其次，短暂的接触过程中，不会有足够量的病毒从病人体内排出，同时又有机会进入接触者体内。

除了握手，在日常生活中，上厕所、乘公交、坐出租车、拥抱、洗澡等行为一般也不会感染艾滋病病毒。因此，我们不用担心日常生活和公共场合下会传染艾滋病。

HIV在人体内外都可以生存，但在人体外的抵抗力不强。它对热、干燥、阳光极为敏感，如在60℃环境下经过3小时，或在80℃下经过30分钟就不能检出感染性病毒了。一般消毒剂，如50%～70%的酒精、11%的来苏尔、0.1%的家用漂白粉和84消毒液都可杀灭病毒。所以在日常生活中，我们只要进行普通的消毒即可。

另外，HIV主要存在于病人的血液、精液、乳汁、伤口渗出液等，其中血液和精液中的病毒浓度最高，当接触了病人的血液或精液就相对容易感染艾滋病。

在我国，性传播是感染艾滋病的最主要途径。所以约束自己的行为，培养健康的生活方式是预防艾滋病的有效措施，如做好防护，严禁吸毒，不与他人共用注射器，不擅自输血和使用血制品，不借用或共用牙刷、剃须刀、刮脸刀等个人用品等。

艾滋病由美国疾病预防控制中心1981年首次报告，在那以后，多个国家都报道了这个疾病。由于对艾滋病不了解，很多人对艾滋病病人都会持有这样或那样的偏见。希望通过这篇文章的介绍，能让我们了解一些关于艾滋病的小常识。我们要用正确的方式保护自己，也要用正确的方式对待他人。

24

和肝炎病人吃饭会传染吗？

在日常生活中，宝爸宝妈们恨不得时时刻刻守护着自己的宝宝，也时时刻刻担心着因为自己的疏忽而影响到宝宝。但是，各种病原微生物实在太狡猾了，简直无孔不入，防不胜防。比如，有不少家长担心，如果孩子不小心和肝炎病人吃了饭，会不会传染上肝炎病毒呢？在回答这个问题之前，我们先来了解一下肝炎的种类。

肝炎分为甲、乙、丙、丁、戊五类，我们称它们为肝炎"五兄弟"。是不是吓了一跳呢？平时我们听到最多的可能就只是乙肝（乙型肝炎），谁知道它竟然还有这么多一起搞破坏的小伙伴！我们给它们进行分类，将这五个坏家伙分为两个阵营。

先来看第一阵营——甲型和戊型肝炎。甲型和戊

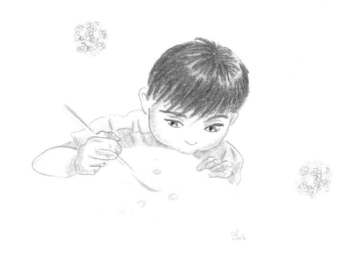

甲肝是通过消化道传播的，要防止"病从口入"

型肝炎往往起病较急，病毒主要存在于感染者的粪便中。粪便污染了饮用水源、食物、蔬菜、玩具等可引发流行，即通过消化道传播，也是我们常说的粪口途径传播。比如甲肝（甲型肝炎），既然是通过消化道传播，所以和患有甲肝的人一起吃饭是有可能被传染的。常见的被传染的甲肝患者，大多数人是因为食用了被甲肝病毒污染的东西或者是用了被污染的筷子、饭碗、杯子之类的东西。所以，我们应尽量避免和甲肝病毒患者共用碗、筷等餐具，菜最好盛出来单独吃，防止病从口入。假如身边有朋友患有甲肝（或戊肝），一定要叮嘱他们加强粪便、水源管理，特别是提醒他们饭前便后要洗手。当搞好环境卫生和个人卫生时，我们不仅可以防止甲肝（或戊肝）的传播，还可以减少许多其他病菌入侵我们人体的机会。

接着来看第二阵营——乙型、丙型和丁型肝炎。这三种肝炎多呈慢性感染，且传播途径类似。比如乙肝，其病毒主要经血液、母婴等方式传播。我们国家很早就对献血人员实施了严格的筛查，经输血或使用血液制品引起的乙肝病毒感染已经很少发生了。不过，乙肝病毒还可以经破损的皮肤或黏膜传播，主要是由于使用未经严格消毒的医疗器械、不安全注射等引起，但是现在绝大部分医院对医疗器材的消毒灭菌、操作安全已经高度重视，通过这种方式感染乙肝病毒的可能性也很少了。其他生活中常见的一些行为，如修足、共用剃须刀和牙刷等，也存在传播的可能性。所以，为了安全起见，对于这种私人物品，我们还是专人专用、避免共用比较好。另外，母婴传播也是乙肝病毒传播的一个途径。母婴传播就是宝宝在出生时接触了患病妈妈的血液和体液，不过，随着一些阻断药的应用，母婴传播已明显减少。

与其他病毒不同，乙肝病毒不经呼吸道和消化道传播，因此日常的一些接触，如握手、拥抱，在同一办公室工作，同一教室学习，同一宿舍居住，同一餐厅用餐和共用厕所等无血液暴露的接触不会传染乙肝病毒。所以，大家可以放心，和乙型、丙型、丁型肝炎病人吃饭是一定不会被传染的。

25

水痘一辈子只得一次？

有的小朋友可能出过水痘：浑身出满疙瘩，一开始红红的，然后变成亮晶晶的小水疱，感觉很痒，但这时妈妈会阻止你挠，生怕以后留下疤。出水痘的时候不能上学，需要在家隔离，大概一周的时间就可痊愈。那么，水痘究竟是怎么感染的？据说出过水痘的小朋友就不怕再次接触出水痘的人了，真的是这样吗？

水痘是由一种叫作水痘—带状疱疹病毒的坏蛋感染引起的，是一种传染性很强的疾病。这种病毒通过飞沫或者直接接触传播，儿童很容易感染，并且我们人类是这种病毒唯一的宿主，它主要伤害我们的皮肤。

水痘—带状疱疹的名字很有意思，它跟两种疾病有关，那就是水痘和带状疱疹，它们又有什么关系呢？

我们先来了解一下这种病毒是怎么让我们生病

的。病毒通过鼻咽部进入人体，在呼吸道黏膜和局部淋巴结进行复制增殖，扩大它们的势力，然后悄悄入血，形成第一次病毒血症。如果我们的机体免疫力不能有效清除病毒，那么病毒会再次入侵。病毒随着血流到达脏器，继续增殖扩大势力。浩浩荡荡的水痘一

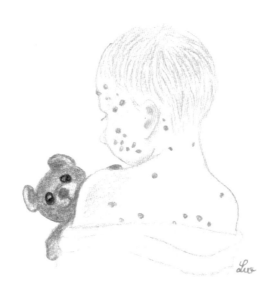

水痘—带状疱疹病毒主要伤害我们的皮肤

带状疱疹病毒大军再次入血形成第二次病毒血症。病毒这个扩大势力的过程我们叫它潜伏期，平均14天。这期间我们通常没有什么不舒服，偶尔会有低热。第二次形成病毒血症的时候我们就会生病了。这时，病毒开始侵犯我们的皮肤和黏膜，让皮肤的城墙失去原来的紧密，形成疱疹。皮疹分批出现，最初发现于发际处，而后成批出现在躯干、头面及四肢，呈红色斑疹或丘疹，数小时变成透明水疱疹，24～48小时水疱里的液体变浑浊，然后结痂，并伴有明显的痒感。部分小朋友的口腔、眼结膜等黏膜处也会出现皮疹。当免疫力低下的小朋友感染后，病毒还可能侵犯其他器官导致重症。传染期从出疹前的1～2天开始至皮疹结痂终止，其间要注意呼吸道隔离，避免接触疱疹液。出现皮疹1～4天后，我们的免疫系统产生特异性抗体，病毒血症消失，症状得到缓解。

那么，水痘与带状疱疹又有什么关系呢？凡是对该病毒没有免疫力的儿童，感染该病毒后发生水痘。在初次感染病毒后，部分病毒悄悄潜伏在人体的神经节内，它们伺机而动，在机体抵抗力下降、劳累或感冒等诱因的影响下，潜伏在神经根部的病毒即被激活。

激活的病毒沿感觉神经到达该神经所支配区域的皮肤后复制，随后生成水疱，同时使受累的神经发生炎症、坏死，产生剧烈的神经痛，即发生带状疱疹。

所以，曾经出过水痘或接触过水痘患者的成年人，感染病毒后易患带状疱疹。还有隐性感染者，感染病毒后当时不发病，病毒潜伏在神经根，在机体免疫力下降时病毒活化发病。

通过上面的学习，我们知道在初次感染水痘—带状疱疹病毒后可以引发水痘，病愈后部分病毒潜伏在体内；有一部分人感染病毒后呈隐性感染，虽携带病毒，但没有症状，当潜伏的病毒被激活后引起带状疱疹。出过水痘的小朋友拥有特异性抗体，当病毒再次入侵后，抗体会及时识别并清除病毒，保护我们不再生病，但是抗体并不能清除已经潜伏在体内的病毒。即水痘一辈子只得一次，但有可能还会得带状疱疹。所以，大家一定要记得按时接种水痘减毒活疫苗。

另外，儿童患水痘以后，应注意隔离患儿至皮疹全部结痂，注意皮肤护理，剪短指甲避免抓破，在医生的指导下进行抗病毒治疗，积极对症处理，注意保持清洁，进行家庭消毒。

26

你听说过手足口病吗？

每年的4~9月份，都会有一个疾病令家长们恐慌，那就是"手足口病"！疾病名字的本身就告诉我们，患儿的手、脚和嘴巴都生病了。那这种病究竟是什么原因引起的，为什么小孩子容易得，怎么才能防止孩子不被传染，得了病以后怎么办呢？下面，我们就来解答这些问题。

一、什么是手足口病？跟疱疹性咽峡炎一样吗？

手足口病是一种传染病，元凶是肠道病毒。所谓肠道病毒并不是说可以引起肠道疾病，比如腹泻、呕吐等，而是这类病毒在肠道里生长，主要通过消化道传播，最突出的表现为手、足、口及臀部出现疱疹。好发于学龄前儿童，尤其是3岁以下的孩子，经常有

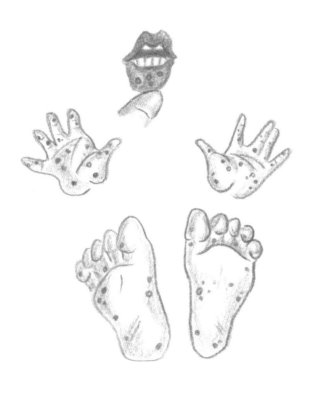

手足口病的突出表现为手、足及口部出现疱疹

发热表现。有一部分孩子没有出现皮疹，仅仅是口腔黏膜有疱疹，在咽峡部明显，就叫作疱疹性咽峡炎。

其实，引起手足口病和疱疹性咽峡炎的病毒大多相同，只是表现形式不同而已。现在发现能引发手足口病和疱疹性咽峡炎的肠道病毒有20多种，如柯萨奇病毒（Coxsackievirus，CV）A组4~7、9、10、16型和B组1~3、5型，埃可病毒（Echovirus）的部分血清型和肠道病毒71型（Enterovirus A71，EV-A71）等，但是最受关注的是CoxA16和EV-A71。这两种病毒常引起重症手足口病，需要住院的病人大多也是由这两种病毒引起的。近年，部分地区CV-A6、CV-A10有增多的趋势。CV-A6感染后可以引起手、脚脱皮，甚至指甲脱落，但可以很快长好。肠道病毒各型之间无交叉免疫力。所以，一个孩子可以得好几次手足口病或者疱疹性咽峡炎。

还有一种疱疹性咽峡炎是由腺病毒引起的，我们称之为"特殊类型的上呼吸道感染"，发病多在冬季，跟手足口病没有关系。

二、手足口病和疱疹性咽峡炎是怎么传染的？

传染性疾病的主要特征是传染，手足口病和疱疹性咽峡炎的传染源是人，主要是手足口病病人和没有症状的病毒携带者。肠道病毒适合在湿、热的环境下生存，可通过感染者的粪便、咽喉分泌物、唾液和疱疹液等广泛传播。在感染流行季节，隐性感染者和病毒携带者是重要感染源，多数是成人。成人的感染者往往因症状轻微而不易引起重视，常成为主要的传染源，这一点应引起重视。

手足口病和疱疹性咽峡炎的传播方式多种多样，主要通过消化道、呼吸道和密切接触传播，其中以消化道传播为主要途径。由于自然界的土壤中就存在肠道病毒，而且口水等分泌物也有传染性，所以在流行季节，托幼机构中易有暴发流行。

目前认为手足口病不会在人和动物之间传播。在感染患者中，病毒从粪便排出的持续时间较短，80%的病例可维持2周左右。5岁以下孩子发病率占90%以上，青少年及成人发病较少。这说明人群通过感染可获得较持久的免疫力，形成有效的免疫保护屏障。

三、怎么知道孩子得了手足口病和疱疹性咽峡炎？

手足口病和疱疹性咽峡炎的潜伏期为2~10天，

平均3~5天，主要表现为发热，手、足、口、臀等部位出疹，可伴有咳嗽、流涕、食欲不振等症状。部分病例仅表现为皮疹或疱疹性咽峡炎。

皮疹没有特殊性，典型皮疹表现为斑丘疹、丘疹、疱疹，不典型皮疹通常小、厚、硬、少，有时可见瘀点、瘀斑，一般不疼不痒，皮疹恢复时不结痂、不留疤。

病情严重的孩子可能出现中枢神经系统损伤表现，如精神不好、食欲不振、烦躁、肢体抖动，甚至抽搐、四肢发凉，往往提示病情危重，进展到危重症的病人很少，一般在10%左右。

大多数患者预后良好，一般在一周内痊愈，没有后遗症。危重症类型不同，引起的损害不同，严重的可危及生命。

四、什么样的情况提示病情危重，家长必须重视呢？

通常，患有手足口病和疱疹性咽峡炎的孩子，一旦出现下列情况之一，就要引起高度重视，提示病情凶险，必须及时就医，留院观察治疗。

1.持续高热不退。

2.精神差、嗜睡、呕吐、肢体抖动、无力。

3. 呼吸、心率增快。

4. 末梢循环不良。

5. 高血压。

6. 高血糖。

7. 外周血白细胞计数明显增高。

五、手足口病和疱疹性咽峡炎需要治疗吗？

普通轻症病人，饮食清淡，不刻意强调某种食物，以患儿喜欢为主。做好口腔和皮肤护理，适当休息。没有特异的抗病毒治疗药物，对于发热等症状采用对症治疗，一些清热解毒的中药有帮助作用，高热病人退热要同时注意补充水分。

要注意隔离、避免交叉感染。一般7～10天就可以痊愈，疱疹性咽峡炎一般3～5天局部症状改善，一周内好转。重症病例，需要住院治疗，积极有效的治疗是降低致残率的关键。

六、手足口病和疱疹性咽峡炎怎么预防？

作为国家规定的丙类传染病，防治的重点是控制传染源、切断传播途径。首先，要管理病人，注意隔离，生病了就不要参加集体活动或者去幼儿园了，通常隔离到病后2周。其次，要注意玩具、餐具等的卫生，家庭居住环境也要勤通风，最重要的还是手卫生，如饭前饭后、便前便后、在公共场所玩耍后，以及共享玩具后，都要洗手，回到家里还要及时更换鞋袜。

对于3岁以下的高发病儿童，可以选择接种疫苗，使他们受到一定的保护。不过，目前只有EV-A71疫苗可以接种，家长可以根据自身情况选择是否接种。

27

真的有"接吻病"吗？

小朋友们活泼可爱，爸爸妈妈们总是忍不住想要亲亲抱抱，但是脑海中又会浮现出曾被朋友圈、微博刷屏过的"接吻病"。那么，真的有"接吻病"吗？答案是肯定的——真的有！那什么是"接吻病"，它是怎么传染的，有什么样的表现，小朋友们及家长们平常都应该注意些什么呢？

"接吻病"其实是一种俗称，是指初次感染EB病毒（人类疱疹病毒）后引发的一种疾病。它有一个怪怪的、听不懂的名字——"传染性单核细胞增多症"，简称"传单"。EB病毒这个坏家伙主要通过唾液传播，接吻是常见的途径，因此得名"接吻病"。这是一种良性疾病，多数可以靠身体的免疫力逐渐痊愈，仅有少数可出现严重的并发症。

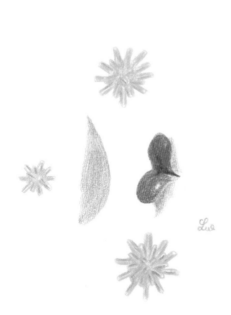

真的有"接吻病"

　　那EB病毒又是什么呢？它是一种侵袭人类淋巴细胞的病毒,酷爱"潜伏"。这种病毒第一次进入人体后,就会潜伏在"仓库"——记忆性B淋巴细胞中,不离不弃,终生存在。90%以上的成人身体里都潜伏着这种病毒,此时它没有危害,但是当我们免疫功能低下时,这种病毒容易活跃起来,发起攻击。这时,我们也可能没有任何身体不适,但是这种病毒会藏在唾液中,伺机"潜逃"。

如果这时候亲吻了宝宝，藏在唾液里的EB病毒就会偷偷潜入宝宝的口腔，寻找可攻击的细胞——口腔的上皮细胞和B淋巴细胞。人体的保卫战士——"NK细胞"和"细胞毒性T细胞"会发现并处理这种病毒。EB病毒喜欢淋巴系统，它跑到哪里，哪里就会出现症状，如发热、皮疹、眼睑水肿、扁桃体增大、鼻塞打鼾、颈部淋巴结肿大等。如果这种病毒跑到肝脏、脾脏，就会导致肝脏增大、脾脏肿大，甚至会导致肝功能异常，更有甚者会侵害神经系统。

初次感染EB病毒后，每个人的表现都不一样。小孩子大多无症状或仅有发热、咽痛等非特异性表现，但是约一半的大孩子会表现为"传单"，即很可能就是披着感冒外衣的"接吻病"，所以当宝宝出现以上症状时一定要及时就医。

除了亲吻宝宝，平时宝爸宝妈们还要注意哪些间接接吻的危险动作呢？比如把宝宝的手放在自己的嘴上拍打，发出"哇哇哇"的声音后再放到宝宝嘴上拍，让宝宝也发出同样的声音；把饭菜嚼碎后嘴对嘴喂饭，或者把奶嘴放进自己嘴内试冷热，这样做很容易将病菌通过唾液传染给宝宝，影响宝宝的身体健康。

　　通过接吻这种方式能传播的疾病有很多，所以宝爸宝妈们要养成良好的个人卫生习惯，改掉不健康的喂养习惯，生病的时候减少与宝宝的密切接触。在这里还要告诉小朋友们，当其他人想要亲吻你们的时候，要适当学会说"不"哦！

28

腮帮子肿了就是腮腺炎？

在医院中，医生经常被问到这样的问题："医生，我们家孩子腮帮子肿了，是不是得了腮腺炎？"那么，什么是腮腺炎呢？

腮腺炎是腮腺发炎了，包括化脓性的和非化脓性的两种。

化脓性的腮腺炎就是细菌感染导致的腮腺发炎，有脓液产生，腮部有红、肿、热、痛等典型发炎的表现，腮腺开口处有脓液流出。这种腮腺炎传播性小。我们可以通过宝宝的临床表现，如腮腺肿胀、高热、寒战、全身不适等症状，以及血常规检查进行诊断，及早应用抗生素、局部理疗及全身支持治疗，必要时切开引流。

非化脓性的腮腺炎也叫流行性腮腺炎，俗称"痄腮"，是腮腺炎病毒感染引起的急性呼吸道传染病，常

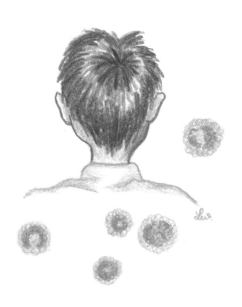

流行性腮腺炎，俗称"痄腮"

见于儿童和青少年。腮腺炎病毒主要侵犯腮腺，多表现为一侧或两侧耳垂根部肿大，肿大的腮腺常呈半球形，以耳垂为中心弥漫性肿大，边界不清，表面发烫，有压痛。患病的小朋友张口或咀嚼时局部会感到明显疼痛，这个时候孩子就会出现不敢说话或者不愿意吃饭的情况，同时也可以伴或不伴发热，发热时体温在38.5℃左右。大多数患儿预后良好，若无并发症，自然病程在10天左右。但是除了腮腺外，病毒还可能侵犯其他的腺体组织和器官，如胰腺、性腺、脑组织、心脏、关节等，引起一系列严重的并发症。

一、流行性腮腺炎是如何传播的？

这种疾病主要经呼吸道传播，病毒可存在于患者的唾液中，通过飞沫直接传播；也可以通过被唾液污染的衣服、玩具或公共用具间接传染。易感者在接触病人后一般在2～3周内发病。

该疾病一年四季均可发病，春季和冬季较为多发，容易在幼儿园、小学或中学内流行。人类是腮腺炎病毒的唯一宿主。小学生和初中生为腮腺炎的高发人群。所以在学校一旦发现学生患病，应当让患者回家休息，

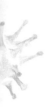

隔离至腮腺肿胀消退为止。

二、如果得了流行性腮腺炎该怎么办呢？

· 腮腺炎的病程多为自限性，并无特效的治疗方法，通常以支持治疗为主。

· 饮食上最好是吃半流食或柔软的食物，不要吃辛辣刺激性食物，以免唾液腺分泌增多，加重疼痛。

· 得了流行性腮腺炎后，如果未出现严重并发症，应尽量在家休息和隔离，防止把病毒传染给其他人。

· 注意口腔卫生，多喝水，以利于毒素排出。饭后漱口，防止继发细菌感染。

· 在医生的指导下服药。一般不需服用抗生素。

除了以上几点，我们更需要预防流行性腮腺炎，家长们要如何做呢？

· 在腮腺炎流行时，尽量不要带孩子到人群密集的场所去，更不要与已患有腮腺炎的孩子一起玩耍或聚会。

· 在学校最好有保健员进行监控，定期排查，做好健康宣教，发现疫情，及时隔离。

· 教室要注意通风，保持空气流通。

·教育孩子养成良好的个人卫生习惯，多参加体育锻炼，增强体质。

·对接触过腮腺炎患儿的孩子要密切观察。

·做好疫苗接种，保护易感人群。按计划免疫程序常规给予腮腺炎减毒活疫苗或麻疹、腮腺炎和风疹三联疫苗（MMR）接种，对孩子有较好的保护作用。

三、除了腮腺炎，还有哪些疾病可以让孩子的腮帮子肿起来呢？

1.淋巴结肿大。淋巴结是机体接受抗原刺激后产生免疫应答的场所，具有过滤、增殖和免疫作用。颈部淋巴结作为机体免疫系统的重要组成部分，起到防御炎症侵袭和阻止肿瘤细胞扩散的重要屏障作用，因此口腔和面部的许多疾病，特别是炎症和肿瘤，常引起相应引流区域内淋巴细胞和组织细胞增生，使淋巴结肿大。常见的疾病有感染、结核、肿瘤等，这些都需要去看医生。

2.腮腺、颌下腺肿物。当发生腮腺、颌下腺肿物时，也会让小朋友的腮帮子肿大，我们可以通过B超、CT等检查诊断。

3.口腔疾病。如急性冠周炎、根尖周炎、牙周脓肿等，这些牙齿问题也同样会出现腮帮子肿大，所以小朋友一定要注意牙齿清洁，从小养成好的刷牙习惯，保护好牙齿哦！

4.外伤。有一些过于调皮的小朋友，有时会因磕碰、摔伤等造成面部外伤，引起腮帮子肿胀，但是这种情况是可以避免发生的，还请家长们多多关心孩子的健康，也希望孩子们能够远离各种人为伤害！

通过以上介绍，相信很多家长不会再让腮腺炎无辜"背锅"了。在这里也呼吁所有的家长，当孩子出现不明原因腮帮子肿大的时候，请及时就医，医生会帮助您做出最准确的诊断，非专业医务人员切记不要自行判断以免耽误病情。

29

病毒感染也能得心肌炎？

看到这个题目，可能很多小朋友会感到害怕：小小的病毒也会感染到心脏吗？答案是肯定的。因为许多病毒并不像我们想的那么简单，它们会侵犯人体的各个脏器，当然也包括对心脏的损害，甚至还会危及生命，所以一定要对这种疾病引起重视。下面我们就来了解病毒性心肌炎的相关知识吧。

一、什么是病毒性心肌炎？

有一些常见的病毒，比如肠道病毒（特别是柯萨奇病毒 B 组）、腺病毒、流感病毒、EB 病毒（人类疱疹病毒）、巨细胞病毒及细小病毒 B19 等，它们感染侵犯我们的心脏，导致心肌发生的局限性或弥漫性炎性病变，就是病毒性心肌炎。近几年，此病在我国的发

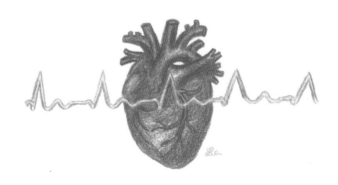

病毒性心肌炎

病率越来越高，多发生在夏秋之际，在学龄前及学龄期小朋友中比较常见。

二、此病会让孩子出现哪些症状？

有些小朋友在发病前1～3周内可能会有流鼻涕、拉肚子等上呼吸道或胃肠道病毒感染的病史。此病的症状可轻可重，病情不严重的小朋友可能会出现发热、流鼻涕、头痛、胸痛、爱出汗、心跳快、不爱吃饭、肚子痛等症状，病情严重的小朋友可能会出现极度乏力、烦躁、面色苍白、呼吸困难、晕厥等症状，小婴儿可能会出现精神差、烦躁不安、爱哭闹、喂养困难、拒乳等情况。如果孩子出现以上症状，还请及时就医。

三、医生会给小朋友做哪些检查？

到医院后，医生会先给小朋友做相关的查体，随即完善相关的化验及检查，如心电图、超声心动、X线片等，需抽血查血常规、心肌酶、心肌损伤标志物等化验，综合以上结果来明确是否患上了心肌炎。如果想查清到底是哪种坏病毒感染了心脏，可能会从我们的心脏取下一块小组织，从中分离出病毒或检测出病毒核酸就可以确诊了；如果从我们的粪便、咽拭子或血液分离出病毒或查到病毒，或者血液中发现病毒抗体升高，也可以发现是哪种病毒让我们生病。

四、确诊此病后小朋友该怎么办？

首先，一定要多休息，保证睡眠，减少剧烈运动，每天保持开心，避免情绪激动，以免让我们的心脏太劳累。病情轻的小朋友可在家休息2周；病情重的小朋友需要住院治疗，绝对卧床休息，等心脏功能恢复后才可轻微活动。其次，饮食需清淡，不可以吃刺激辛

辣食物，少食多餐，可进食一些富含维生素和蛋白质等的易消化食物，保持排便通畅。另外，住院后医生会积极给予治疗，给予一些保护心脏的药物，也可能会给予一些抗病毒药物。如出现心脏衰竭等危险情况，医生会给予相应的积极治疗，来挽救小朋友的生命。

总之，遇到情况不要慌张，如果有不舒服需及时告诉爸爸妈妈，及时到医院就诊，早发现，早治疗，这样我们才会健康成长。

30

不同疾病的隔离时间不同？

　　由于小朋友们的免疫系统还没有发育完全，相较于成年人来说，小朋友们更容易生病。有的时候，医生会建议小朋友们乖乖待在家里，不能出去跟其他小朋友玩。家里如果有弟弟妹妹，也不能密切接触。这种与别人减少甚至不接触的行为在医学上称为"隔离"。不同的疾病需要隔离的时间也不同，下面就来介绍一些常见疾病的隔离时间。

　　每当季节交替，气温变化比较快的时候，由于穿脱衣物不及时，小朋友容易出现打喷嚏、流鼻涕的情况，有时候甚至还会发烧。爸爸妈妈听见孩子打喷嚏，就知道可能是感冒了。如果是症状不严重的普通感冒，不需要强制性隔离，需要注意打喷嚏时尽量用纸巾或手绢遮住口鼻，然后勤洗手就可以啦！但是如果出现

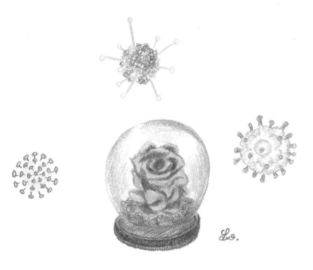

与别人减少甚至不接触的行为在医学上称为"隔离"

浑身没力气、头疼、高烧的症状，就需要警惕流行性感冒，也就是"流感"的可能。流感病毒比普通感冒病毒的致病力要强很多，因此得了流感的宝宝是需要隔离的。另外，还要及时用药，病情不重的话，宝宝一般需要隔离1周左右；出现其他并发症状的时候，隔离的时间还需要适当地延长，一般需要延长到所有症状消失3天左右。

除了感冒和流感，还有一些经过呼吸系统传播的传染病也特别喜欢欺负小朋友。这类传染病的常见症状包括发烧、身上起小红点等。水痘就是其中的一种。得了水痘的小朋友从头到脚都会陆陆续续起很多小疙瘩，随着病情的发展，这些小疙瘩会慢慢变成疱，然后破掉。随着疱破掉，皮肤会产生很多分泌物，而这些分泌物里有很多的病毒，具有一定的传染性。因此，这些得了水痘的小朋友需要在家或者在医院接受隔离，一直到所有疱都结痂。跟水痘类似，还有很多其他会导致发烧、起皮疹的传染病，比如麻疹需要根据病情隔离5~10天，风疹需要隔离1周左右。

另外，流行性腮腺炎也是经呼吸道传播的一种传染病，在腮腺消肿5天以内患者都需要隔离。在此期间，患者的餐具也需要跟其他人的分开清洗和消毒。

除了呼吸道传染的疾病，经消化道传染的疾病也喜欢欺负小朋友，尤其是吃东西之前总忘了洗手的淘气小朋友。由于消化道疾病的常见症状之一为腹泻，且肠道病毒经大便排毒的时间比较长，这类疾病的隔离时间也相对较长。最常见的要数会让小朋友拉肚子、发烧的诺如病毒肠炎了。得了诺如病毒肠炎，小朋友就需要多喝水、勤洗手，吃饭的碗、勺、筷子等也要勤消毒。在康复2周以后，才可以解除隔离。而手足口病则比诸如病毒肠炎更可怕，除了手、脚、嘴巴和屁股上的皮疹，有些小朋友还会有神经系统的症状。因此，得了手足口病的小朋友需要在医院里严密观察病情进展并进行隔离，而且在症状消失以后，还需要隔离2周左右。

31

冠状病毒是什么？

己亥岁末，庚子年初，一场"新型冠状病毒肺炎"席卷中华大地，把我们都困在了家里。也许大家还记得2003年的"非典"、2012年的"中东呼吸综合征"，它们的罪魁祸首都是冠状病毒。那什么是冠状病毒，这个小坏蛋有什么本领呢？

科学家们在20世纪60年代，首次将感染人类的冠状病毒分离出来。它是一种球形、有壳的单链RNA（Ribonucleic Acid，核糖核酸）病毒，体积非常小，我们用肉眼和普通的显微镜都看不到它。它的壳上有蘑菇状的突起，在电子显微镜下呈"皇冠"状，因此被称为冠状病毒。这个小坏蛋在自然界广泛存在，能和很多野生动物和平共处，其中蝙蝠是最为重要的自然宿主。蝙蝠所携带的病毒中约35%为冠状病毒，但是

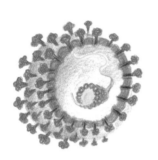

冠状病毒的壳上有蘑菇状突起

也能在人和动物身上引起多种疾病。冠状病毒包括 α、β、γ 和 δ 四大家族。其中，α 和 β 两大家族主要感染哺乳动物，γ 和 δ 两大家族主要感染禽类。目前已发现可使人类致病的有 7 种，近年来引起暴发流行的有 3 种：引起"非典"的 SARS-CoV，引起"中东呼吸综合征"的 MERS-CoV 和引起新型冠状病毒肺炎的 2019-nCoV。

那这个小坏蛋是怎么进入我们体内的呢？冠状病毒壳上的蘑菇状突起（刺突糖蛋白）相当于一把"钥匙"，能够特异性识别人体细胞表面的"门锁"——受体。一旦钥匙打开门锁，这个小坏蛋就会把它的遗传物质送入人体细胞，在细胞内复制繁殖无数个下一代，跑出去后再攻击下一个细胞。而且这个小坏蛋十分狡猾，它的遗传物质是单链的RNA，复制繁殖时就一个管家发号施令，比较任性，想法超多，特别喜欢化装（容易发生变异）。化装后我们体内的战士——抗体就不认识这个小坏蛋了，它就会在我们体内疯狂捣乱。

那这个小坏蛋会让我们的身体有什么不适呢？患者大多表现为发热、咳嗽、浑身无力等症状，就像感冒一样；而重症患者常在感染后1周出现呼吸困难、胸闷气喘等症状，然后快速发展，出现呼吸窘迫、休克等症状；少数患者病情危重，甚至死亡。还有一部分患者可能仅有发热、呕吐、肚子疼和腹泻等症状。

这个小坏蛋本领那么大，我们有什么办法能消灭它呢？冠状病毒需要寄居在生物体上才能长久生存，脱离生物体后寿命很短，如2019-nCoV的抵抗力较弱，在门把手等光滑的物体表面，可以存活数小时；在干燥的环境当中，存活时间只有48小时；在空气中2小时后活性就明显降低。但是如果温度、湿度合适，能存活数天。而且和大多数病毒一样，它喜冷怕热，其中SARS-CoV最为坚强，需要在温度为56℃的条件下90分钟，或者在75℃下30分钟才能消灭它。另外，75%的酒精、紫外线、含氯消毒剂、乙醚等均能杀灭它。不过，切记氯己定（又称洗必泰）不能有效消灭病毒，我们应避免使用含氯己定的消毒剂。

32

"新冠"来了，我们应该怎么做？

　　我们知道，新型冠状病毒肺炎是一种典型的传染性疾病。既然是传染病，它就具备传染病的一些共性。

　　传染病都需要具备三个基本条件：传染源、传播途径和易感人群。这三个环节缺一不可，相互联系时才能形成传染病的流行过程。所以"擒贼先擒王"，控制传染源、切断传播途径和保护易感人群才是控制传染病流行的根本措施。

　　新型冠状病毒肺炎的传染源主要是"新冠"患者。所谓"新冠"，其实是一种新发现的冠状病毒，它的"胎里坏"跟以前引发"非典"的SARS病毒是一样的。虽然目前我们还不完全了解它的本质是什么，但是必须知道的是：要像防治其他严重呼吸道传染病那样防控它。感染这种病毒存在一定时间的潜伏期，目前知

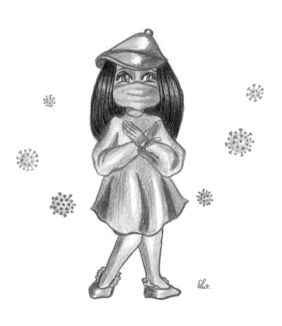

"擒贼先擒王"，拒绝"新冠"

道的是1~14天，在潜伏期内，感染者可以没有任何症状，但是有一定的传染性。虽然目前在我们国家新型冠状病毒肺炎疫情已经得到一定程度的控制，但是世界上还有许多其他国家的人们仍在接受疫情的考验，所以我们依然要积极响应国家号召，尽量减少外出，降低疫情进一步传播的风险。万一我们不小心接触了疑似"新冠"患者，一定要听从指挥，好好隔离观察14天，因为只有自己安全才能保护别人安全。

和其他呼吸道病毒类似，"新冠"的主要传播途径为飞沫传播，此外也可经接触传播。飞沫是一种很小的水滴，比我们的头发丝还要细很多。在感染者打喷嚏、咳嗽或者说话、呼气时，含有大量病原体的飞沫会经口、鼻排入空气中，小的飞沫会在1~1.5米范围内的空中短暂飘浮，因此在患者周围密切接触的人被传染的风险很高。而大的飞沫很快会落到物体表面，如果其他人用手接触相关被污染的物品后，再接触自己的口、鼻或者眼部，同样存在被感染的风险。因此，当我们外出，尤其是去人口密集的场所时，一定要注意正确佩戴口罩，避免拥抱、握手等亲密肢体接触，与他人接触时尽可能保持1米以上距离；当咳嗽或者打喷嚏时，注意用纸巾或衣袖遮挡口鼻，注意手部卫生。这样才是控制病原体传播最基本、最简单的方法。

由于"新冠"人群普遍易感染，所以不只是针对这场疫情，在以后的学习、工作和生活中，我们也要努力做到以下几点，养成良好的生活习惯。

首先，要增强卫生健康意识，均衡膳食，保证充足睡眠，维持机体正常的免疫功能。特别需要提出的是，由于疫情期间小朋友们大部分的课程学习都来源于网络，接触电子产品的时间倍增，所以爸爸妈妈们一定不要忽视孩子的视力保健，要提醒孩子网络学习30~40分钟后注意眼部休息，改掉不良的用眼习惯，保证一天做两次眼保健操（记得做前洗手哦），劳逸结合，遵循安全、适度、多样化的原则进行室内锻炼。

其次，要主动做好个人与家庭成员的健康监测，若出现发热等可疑症状，应根据病情，及时寻求专业人员的帮助，必要时在专业人员的指导下隔离观察或前往医疗结构就诊。

最后，要正确认识疫情发生时出现的各种情绪思维，注意孩子及家人的心理健康，多陪伴、多交流，告知孩子及家人基本的防控知识，建立有效的心理防疫，不必过度恐慌，不信谣不传谣，做好预防工作，充满信心，耐心等待，一切都会慢慢好起来。

33

什么病需要隔离？

　　孩子健健康康地长大是每一位爸爸妈妈的心愿，然而在孩子的成长过程中，总会有一些坏蛋（可以致病的病原体）来捣乱，导致孩子生病。其中一些不安分的坏蛋不仅让自家的孩子生病，还会连累别的小朋友或小动物，我们把这样的疾病称为传染病。为了控制这类疾病，我们需要采取一定的手段，其中最常用的手段就是隔离。那么，什么是隔离，为什么要隔离，什么病需要隔离呢？下面我们来解答这些问题。

　　我们知道，传染病是由各种病原体引起的能在人与人、动物与动物或人与动物之间相互传播的一类疾病。传染病传播必须具备的条件是传染源（能排出病原体的人或动物）、传播途径和易感人群（对这种传染病没有免疫力者）。这三种要素缺一不可。我们所指的隔离，就是从传染病源头着手，采取措施将传染源与易感人群分开，切断传播途径，让病原体"无从下手"，从而保护易感人群。也就是说，所有的传染病都是需要隔离的。

那么，传染病有哪些呢？

我国根据发病率、流行面及危害程度，将传染病分为非法定传染病与法定传染病两类。

非法定传染病多经呼吸道传播。大部分非法定传染病对人类的危害程度较小，传染性较弱，如普通呼吸道感染。对于这类疾病，只需要简单居家隔离，如勤洗手、勤通风、注意咳嗽礼仪、多喝水就可以。一般症状好了就不会传染给别人了，但是通常也要一周时间。有些传染性很强的疾病，因为危害性小，目前没有按法定传染病管理，比如水痘，在皮疹全部干燥结痂之前，除了上述防护外，最好可以单人隔离。虽然未被列入法定传染病，但我们仍不能低估这部分疾病的"实力"。

法定传染病传染性更强、危害性也更大。这类疾病就需要真正的隔离了。比如具有高度传染性或传播途径不明的疾病（如鼠疫、霍乱、非典型肺炎等烈性传染病），要求患者住单间并禁止探视，医护人员进入

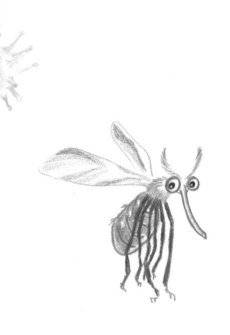
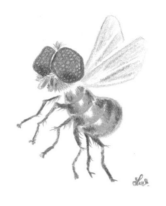

蚊虫苍蝇可以传播传染病

病室需戴口罩、穿隔离衣，病室物品均需严格消毒；对于易感者，则听从国家统一管理，必要时严格居家隔离。而一些经呼吸道传播的疾病（如常见的流感、麻疹）和经消化道传播的疾病（如感染性腹泻、伤寒、甲型肝炎、戊型肝炎）的隔离措施相对宽松一些，对于这些疾病，我们居家能做到的隔离措施就是勤洗手、勤消毒、勤通风、戴口罩、吃熟食、分餐食、多锻炼、少去人群密集的地方玩耍等。有些疾病可以通过接触破损的皮肤或黏膜引起感染，如手足口病、破伤风，这就要求我们保护好伤口，对接触的物品做好严格消毒；对于其他一些经蚊虫叮咬的疾病，如乙型脑炎，我们需要做到注意卫生，同时灭蚊；对于经血液传播的疾病，如梅毒、艾滋病，我们要做好自身防护，杜绝不安全性行为。值得注意的是，有些疾病可以经过多种途径传播，比如手足口病，这时需要采取多种隔离措施。

另外，我们要了解，某种疾病是不是法定传染病，是按照《中华人民共和国传染病防治法》确定的，所以法定传染病目录是会调整的，人人都要了解和学习。

通过以上内容我们可以看出，针对不同的传染病，根据它的传播途径，会有相应不同的隔离措施。对于一些听上去很可怕的疾病，我们不必恐慌，只要按照相应的方法来隔离，就可以避免大多数的传染病了。

除传染病外，还有一类疾病是需要隔离的，那就是可能导致免疫力低下的疾病，如白血病、大面积烧伤等。患这种疾病的人，因为体内的免疫细胞太少或者太弱了，所以一种对于免疫力正常的人来说很弱的病原，就有可能残忍地导致他们死亡，更别说平时就很嚣张的病原了。因此，我们要把患这类疾病的人保护起来，避免将其他人携带的病原带给他们，这就是保护性隔离。对于这样的人，我们近距离接触他们时，除了戴口罩，勤洗手，还要记得当自己生病的时候千万不能去和他们接触，这对他们来说也是一种爱。

34

狂犬疫苗什么时候打？

现在，我们身边养宠物的人越来越多，有些宠物甚至一直陪伴着家中宝宝的成长。需要注意的是，有些宠物，如犬、猫，它们作为兽类，同样具有攻击性。无论是主人还是陌生人，一旦不小心触到它们的逆鳞，就有可能被攻击，轻者受伤，重则死亡。近几年，由宠物狗引起的社会治安问题，一直是公众讨论的热点。因此，我们十分有必要了解狂犬病及狂犬疫苗的相关知识。

狂犬病（rabies）又称疯狗症，因狂犬病患者怕饮水、恐惧流水声，亦称恐水症（hydrophobia），是一种侵害中枢神经系统的急性病毒性传染病。

健康的猫、狗不携带狂犬病毒。狂犬病毒存在于感染动物的唾液内，患狂犬病的动物通过咬伤、舌舔

黏膜或皮肤破损处（如被抓伤的伤口）等方式传染给其他动物或人。所以当小朋友和家中的小猫、小狗玩耍时，如果不小心被咬伤，就有可能会患病。

不光是小猫和小狗，几乎所有的温血动物，包括禽类，都有可能感染狂犬病毒。比如狐狸、狼、牛、马和蝙蝠等动物，都可能患病并传染。

有的小朋友不喜欢小猫、小狗，喜欢养蜥蜴和乌龟，那这些动物也会传染狂犬病毒吗？答案是否定的。虽然蜥蜴和蛇这些冷血动物看着并不是那么可爱，甚至有些吓人，但它们确实不会感染狂犬病毒。不光是冷血动物，那些鱼类、昆虫都不会感染和传播狂犬病。如果小朋友玩耍时被啮齿类动物或家兔、野兔咬伤，只需及时处理伤口就好，无须打狂犬疫苗。

狂犬病只能在发病前预防，一旦发作出现症状，一般在10天内死亡。狂犬病死亡率几乎是100%。狂犬病病毒对神经系统有强大的亲和力，病毒进入人体后，主要沿神经系统传播和扩散。会引起人们神经系统的异常，造成很严重的后果。

狂犬病毒的抵抗力非常弱，一般的消毒药、加热和日光照射都可以使它失去活力。狂犬病毒对肥皂水

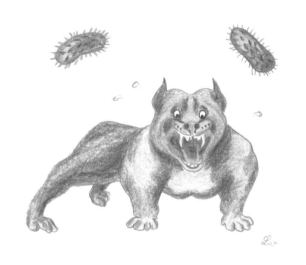

狂犬病毒存在于感染动物的唾液内

等脂溶剂、酸、碱、45%～70%的酒精、福尔马林、碘制剂、新洁尔灭等敏感，但不易被来苏水灭活，磺胺药和抗生素对狂犬病毒无效。

在生活中，我们无法避免和一些动物接触，如果出现意外，作为家长如何判断孩子是否需要就医治疗呢？

分类	情况	处理建议
I级	触摸或饲喂动物，动物舔触处的皮肤完整	不用处理
II级	轻咬裸露皮肤，无出血的轻微抓伤或擦伤	立即接种疫苗并对伤口进行局部处理
III级	一处或多处穿透性皮肤咬伤或抓伤；动物舔触处的皮肤有破损；动物舔触处的黏膜被唾液污染；与蝙蝠有接触	立即接种疫苗并注射狂犬病免疫球蛋白；对伤口进行局部处理

也就是说，当处于II级或者III级暴露时是必须接种狂犬病疫苗的，并且III级暴露时必须在II级暴露的基础上加以注射狂犬病免疫球蛋白，从而获得快速保护作用。另外，对于免疫功能严重低下的暴露者，如老人、重病患者等，即使是II级暴露，也应联合应

用狂犬病免疫球蛋白。

另外，如果孕妇被咬伤可以注射狂犬病疫苗吗？目前，没有证据显示接种狂犬病疫苗、狂犬病免疫球蛋白与任何胎儿异常或不良妊娠结局相关。明显暴露后的狂犬病风险远远高于免疫接种带来的理论风险，因此，如果孕妇发生狂犬病暴露，也需要进行免疫接种。

狂犬病疫苗的接种方法有2种：

·5针法：最佳开始注射时间是在被咬伤24小时内，分别是第0天、第3天、第7天、第14天、第30天各1针，共注射5针。

·4针法：分别在第0天注射2针、第7天和第21天各注射1针，共4针。

注射狂犬疫苗和血清要及时、全程、足量。狂犬病疫苗注射后半个月左右，检查血清抗狂犬病毒抗体水平，若无抗体产生，可加注1~2次疫苗，直到抗体产生。对与狂犬病病毒、病兽或病人接触机会较多的人员，应进行感染前预防接种。方法为：第0、7、21或28天各注射1针，共注射3针。成人及6岁以上儿童，选择上臂三角肌处注射狂犬病疫苗；6岁以下婴幼儿，上臂三角肌没有发育完全，可选择注射在大腿前外侧肌群。

对接受过暴露前或暴露后有效疫苗的全程接种者，如果一年内再发生较轻的可疑接触感染，可立即用肥皂水清洗伤口，同时密切观察咬人的犬在10日内是否发病而不必注射疫苗。如咬人犬发病，立即给被咬的人注射人用狂犬病疫苗；如果是一年以后再被咬伤，可于当天、第3天各注射一针疫苗即可。对严重咬伤、以前接受过疫苗接种但时间较久，对疫苗的有效性有所怀疑者，则应重新进行全程的暴露后预防免疫，必要时应包括使用狂犬病免疫球蛋白。

　　通过以上内容，相信大家对狂犬病及其疫苗的认识更加清晰了。小动物很可爱，但还是请大家及时给家养宠物猫、狗接种疫苗，保护好家人，不要让那些本该和我们是朋友的小动物成为残害我们及家人的"凶手"。

35

吃糖丸有什么用？

有一种特殊的疫苗是不需要打针的，那就是顾方舟爷爷团队发明的"糖丸"。很多家长也许对"糖丸"并不了解，下面我们就来说说什么是"糖丸"，宝宝们为什么要吃"糖丸"等问题。

"糖丸"就是口服脊髓灰质炎（简称脊灰）减毒活疫苗（OPV）。脊灰就是我们俗称的"小儿麻痹症"，所以"糖丸"是用来预防小儿麻痹症的疫苗。小朋友们可能对小儿麻痹症没有太多印象，但在20世纪50年代，脊灰病毒曾席卷我国，肆虐了无数儿童。

小儿麻痹症是由脊灰病毒引起的一种急性传染病，大多数孩子感染后没有什么症状，一部分孩子感染后会出现发热、恶心、呕吐和肢体疼痛等症状，极少数可出现肢体麻痹，并留下终身残疾。目前小儿麻痹症没有特效的治疗药物，只能通过预防减少疾病的发生，而疫苗是预防小儿麻痹症最安全有效的方法。

1955年，我国江苏省南通市发生大规模脊灰暴发疫情，瘫痪型脊灰病例达千人，随后迅速蔓延，全国多地暴发疫情。1964年，报告发病数四万多例，达历史最高峰。1957年，顾方舟等人临危受命，开始脊灰疫苗的研发工作。1960年12月，我国首批脊灰疫苗面市，那时候的疫苗是液体的，需要冷藏保存才能防止疫苗失去活性，运输和保存都极大不便，偏远地区不能推广，而且服用时需要滴在馒头上，小孩子也不爱吃，很容易浪费。为了解决这些难题，经过一年多的不懈努力，"糖丸"问世。1965年，我国逐步开始推广吃"糖丸"，脊灰病毒的发病率明显下降。1978年，我国开始实行计划免疫，病例更是持续下降。1988年，脊灰发病数已减少至600多例。直至2000年，中国实现无脊灰目标。

目前，世界上应用的脊灰疫苗分为"活疫苗"和"死疫苗"两种，"糖丸"就是活疫苗。这种活疫苗是将活的病毒进行改装减弱毒性制成的，它能刺激人体免疫系统，产生大量的特异性抗体。这些抗体可以打败进入人体的脊灰病毒，使宝宝获得免疫力。同时，经

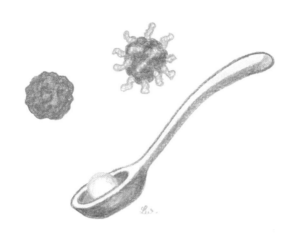

"糖丸"就是口服脊髓灰质炎（简称脊灰）减毒活疫苗

改装后其毒力大大降低，一般口服后不会使宝宝得病，但对于存在免疫缺陷或使用免疫抑制剂治疗的宝宝可引起疾病，发生率极低。而且活疫苗在体内繁殖的过程中可发生变异，毒力大大增加，经粪便排出体外后，可引起脊灰暴发流行。"死疫苗"就是灭活疫苗，保留了免疫原性，能刺激人体产生抗体，同时没有毒力，也不会繁殖，不会有上述风险。引起小儿麻痹症的脊灰病毒有三兄弟——Ⅰ型、Ⅱ型和Ⅲ型。近年来，Ⅱ型病毒未再出现，且考虑活疫苗存在一定的危险，所以，我国全面停用了"糖丸"的发放，改用新型可口服的滴剂"糖丸"（bOPV）。我国目前脊灰的接种方案为2月龄时注射一剂IPV（死疫苗Ⅰ型、Ⅱ型、Ⅲ型），3月龄、4月龄及4岁各口服一剂bOPV（活疫苗Ⅰ型、Ⅲ型）。

36

脊髓灰质炎现在还有吗?

脊髓灰质炎(简称脊灰),就是我们俗称的"小儿麻痹症",得了脊灰会遗留终身肢体残疾,现在我们已经广泛接种了疫苗,那么脊灰还存在吗?

我们先来认识一下什么是脊灰。脊灰是由脊灰病毒引起的一种急性传染性疾病,主要通过粪-口途径传播,也就是"病从口入"。脊灰病毒被宝宝们从嘴里吃进去后,在肠道植入并且繁衍下一代,然后病毒会在宝宝体内走动并发起攻击。大部分孩子感染后无症状或只出现短暂几天的发热、头痛、咽痛、腹痛、腹泻等症状。脊灰病毒不侵犯神经系统,但是它仍会在肠道繁殖,排泄出来还会传染给其他孩子。有的孩子感染后,病毒会侵入他们的脊髓及脑干等部位,病毒攻击到哪里,哪里就不能动了,所以部分患儿会留

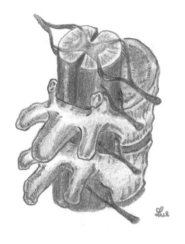

脊髓灰质炎病毒会侵入脊髓及脑干等部位

下终身肢体残疾；还有的孩子感染后，病毒会侵入他们的呼吸中枢，导致呼吸麻痹，甚至死亡。

那么现在还有脊灰病毒吗？脊灰疫苗的广泛应用使得脊灰病毒在全球引发的病例减少了99%以上。我国消灭脊灰成果显著，最后 1 例因它引发的病例出现于1994年。1995 年和1996 年在云南省，以及1999 年在青海省，曾发生 I 型和Ⅲ型脊灰病毒由其他地区偷偷潜入引起的病例（输入病例），由于对疫情处理及时，未在我国引起传播。2000年，我国被世界卫生组织认证为"无脊灰区"。2011年，脊灰病毒又从巴基斯坦偷偷潜入我国新疆引起了疫情，经及时处理后疫情迅速得到控制，脊灰病毒在我国被彻底消灭。但与我国相邻的周边国家还是有脊灰病毒的，如巴基斯坦等。2018年，全球共报告33例I型脊灰病毒感染病例。我国随时都存在病毒输入风险，而且口服活疫苗后，也会有导致脊灰的可能，虽然发生率极低，但风险依然存在。

大家可能会产生这样的疑问：我国目前已经彻底消灭了脊灰病毒，而且口服活疫苗存在风险，那么还需要再打疫苗吗？据报道，2000~2009年，在25个已经彻底消灭脊灰病毒的国家出现了60起由其他地区偷偷潜入的疫情。因此，只要世界上还存在1位被脊灰病毒感染的患者，那所有国家的儿童都有被它感染的危险。为了降低口服活疫苗的风险，我国已经优化了脊灰免疫接种方案，所以，为了宝宝的健康成长，还要继续接种脊灰疫苗哦！

37

为什么现在不种牛痘了？

天花是由天花病毒感染引起的烈性传染病，有发热、皮肤脓疱等表现，死亡率在30%以上，即使活下来也会留下难看的瘢痕，还有失明的风险。天花病毒和牛痘病毒是亲戚，天花病毒只能感染人，而牛痘病毒可以感染牛和人。牛感染后在身上长出脓疱，尤其是乳头周围比较多，最容易传染给农场的挤奶工。人感染了牛痘病毒后也会出现发热和皮肤脓疱，和天花相似，但是症状轻，过几天就会好。

1796年，英国的爱德华·詹纳医生发现农场的挤奶女工得了牛痘以后就不会得天花，即使是给她们接种天花，她们也不会生病。于是，爱德华·詹纳医生找到自己园丁的孩子，一个叫詹姆斯·菲普斯的8岁男孩，划破男孩的胳膊，将挤奶女工牛痘里的脓液抹

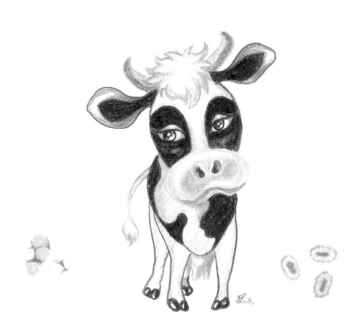

得了牛痘以后就不会得天花

在他的伤口上。没想到，詹姆斯只是短暂发热和皮肤出现脓疱后就很快康复了。接着，爱德华·詹纳医生再次将天花病人的脓液接种在男孩身上，这次男孩没有发病。后来，爱德华·詹纳医生继续将牛痘的脓液接种给其他人，终于证明了接种牛痘能预防天花的事实，牛痘疫苗也成为人类的第一支疫苗。不过，那时的人们还没有病毒的概念，也不知道天花是由病毒引起的。爱德华·詹纳医生的发现改变了人类医学的历史，被后人称为"免疫学之父"。英语里疫苗的单词"vaccine"最初指的就是牛痘疫苗。

天花病毒是在人体致病的最大的病毒，直径大约400纳米（1纳米相当于1毫米的百万分之一），用光学显微镜就能看到，形状像包了两层膜的哑铃。其他常见的病毒非常小，比如流感病毒直径80～120纳米，要用电子显微镜才能看到。天花病毒不容易变异，接种疫苗以后效果很好，甚至50年以后都还有保护作用。而我们熟悉的流感病毒则特别容易变异，一旦变异疫苗效果就不行了。

牛痘疫苗从英国逐渐传遍世界，天花的暴发也越来越少。从1980年开始，全世界消灭了天花，各国开始不再接种牛痘疫苗，现在的年轻人胳膊上已经没有接种牛痘留下的瘢痕了。天花是目前唯一被人类消灭的病毒，这是因为人类是天花病毒的唯一宿主而且终生免疫，病毒离开人的细胞什么都干不了，人不再感染天花，病毒也就灭绝了。

不过，天花病毒并没有完全被销毁，还存在于美国和俄罗斯的实验室里，目的是继续研究天花病毒，防止病毒被用作生化武器。接种牛痘虽然安全，但还是会有发热、头痛、瘙痒等轻度的副作用，严重时可能会引起全身性牛痘感染，每百万接种者中会有1~2例死亡。不过，现在的疫苗都是高度减毒的活疫苗，或者用病毒的蛋白、DNA制成的疫苗，安全性更高。

38

天花是怎么被消灭的?

天花是由天花病毒感染引起的传染病，最早的记录出现在3000多年前的古埃及，后来随着战争和贸易，一路传播到全世界，杀死了几亿人。大概在东汉时期，天花传入中国。我国最早关于天花的明确记录是晋代葛洪的著作《肘后备急方》，那本书里还记录了青蒿怎么治疟疾，屠呦呦就是从书里得到灵感提取青蒿素的。古代，在中国民间有"生了孩子只一半，出了天花才算全"的说法，由于当时缺乏有效的治疗手段，百姓有生了天花后供"痘疹娘娘"的拜神习俗，这在《红楼梦》中就有提及。

人得天花后会出现高热、乏力，随后全身出现脓疱，8～14天后慢慢结痂，愈合后留下凹陷的无色瘢痕。天花通过空气在人与人之间传播，在发热和出皮疹的

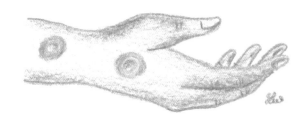

天花脓疱

第1周，特别是有咳嗽症状时，传染性特别强。病毒通过呼吸道向外释放，直到最后一个痂皮脱落才没有了传染性，接触感染者的脓液和衣物也会被传染。在天花流行的时代，一个患者能传染5个人。如果现在世界上大部分人都没有接种过疫苗，那么一个患者可能会传染10个人以上。

由于人们发现了人一辈子只会得一次天花，所以中国古代的医生开始尝试让健康的人与病情较轻的天花病人接触，这样健康的人以后得的天花病情轻，80%～90%的人可以存活下来，这种人传人的方法在唐宋时期就已经出现。在明清时期，人们将症状较轻的天花病人皮肤上的痂皮取下来晒干磨粉，吹进健康人的鼻子里，就相当于接种疫苗了，叫作"人痘术"。这种方法更安全，在清朝进行了全国范围的大面积接种，大大降低了清代天花暴发的病死率。康熙皇帝小时候得过天花，据说他被选为皇帝的部分原因是他不会因为天花而死。康熙是位很长寿的皇帝，不过千万别相信故宫里英明神武的画像，他肯定是个麻子脸。

英国的爱德华·詹纳医生在1796年发明了牛痘疫苗。虽然在早期欧洲也有人不相信这种方法，还画了漫画讽刺接种牛痘后身上会长出牛来，但随着牛痘疫苗的效果越来越明显，在欧洲及美洲得到了广泛普及。

1805年，牛痘接种传入中国，最早在广州开始使用，这距离爱德华·詹纳医生的发现仅仅过去10年。由于晚清和民国时期战乱，政府不能很好地推广牛痘疫苗，天花还是频繁流行。新中国成立后，天花仍然是非常严重的传染病。1950年10月，国家颁布法律，要求所有居民接种牛痘。到1952年12月，全国完成种痘5亿多人。这是人类史上第一次对这么多的人口进行疫苗接种活动。到1961年6月，天花在我国绝迹。

1967年，世界卫生组织发起了消灭天花战役，用

10年时间挨家挨户接种疫苗。到1979年10月26日，全世界已经2年没有发现天花病例，联合国世界卫生组织宣布，全世界已经消灭了天花。

39

什么是"大三阳"和"小三阳"？

　　每当提到"大三阳""小三阳"，人们大多会因联想到乙肝（乙型肝炎）而恐慌。不错，它们的确和我们所说的乙肝有关，是"乙肝两对半"其中三项为阳性的两种结果的简称。但是，是不是一旦出现所谓"三阳"就一定表示患有乙型肝炎并且具有传染性呢？我们到底能不能和"三阳"的人接触呢？下面来一起了解一下。

　　我们先认识一下乙肝的罪魁祸首——乙型肝炎病毒（HBV）。完整的乙型肝炎病毒颗粒直径为42纳米，比细菌还要小很多。它具有双层核壳结构，外壳含有乙型肝炎病毒表面抗原（HBsAg），内部为直径28纳米的核心颗粒。核心颗粒表面有乙型肝炎病毒核心抗原（HBcAg）和乙型肝炎e抗原（HBeAg），颗粒内部有乙型肝炎病毒的遗传物质。

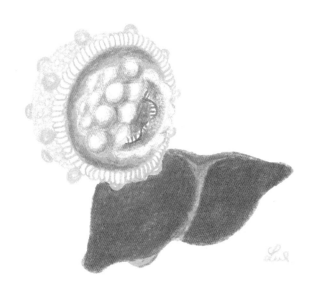

"罪魁祸首"乙型肝炎病毒（HBV）

我国是个乙肝大国，有将近1亿人遭受乙肝病毒的感染，绝大多数是乙肝病毒携带状态，也就是说，这部分人虽然感染了乙肝病毒，但是没有对人体造成危害。各单位、学校等机构在入职、入学时都会对大家进行抽血化验"乙肝两对半"，目的就是避免无症状病毒携带者在不知不觉中将病毒传染给周围的人。

"乙肝两对半"顾名思义，其中主要包括了"两对半"，也就是五项基本指标。它们分别是乙肝病毒外壳上的表面抗原（HBsAg）、人体产生的乙肝表面抗体（HBsAb，又称抗–HBs）、乙肝病毒内部的e抗原（HBeAg）、乙肝e抗体（HBeAb，又称抗–HBe）和乙肝核心抗体（HBcAb，又称抗–HBc）。你一定会发现：咦，第三对为什么没有核心抗原呢？那是因为核心抗原仅存在细胞内，血清当中是没有游离的核心抗原的，所以只能够通过血液检测到第三对中的半对，真的是名副其实的"两对半"呢！

这些指标分别有什么含义呢？是不是只要有阳性就代表患有乙肝呢？下面我们依次认识一下。

①乙肝表面抗原（HBsAg）：是乙型肝炎病毒的外壳物质，本身不具有传染性。乙肝表面抗原阳性往往提

示体内有完整的病毒颗粒存在。

②乙肝表面抗体（HBsAb，又称抗–HBs）：是人体对乙肝病毒产生的保护性抗体，于恢复期出现，它的存在提示人对乙肝有了抵抗力。

③乙肝e抗原（HBeAg）：产生于病毒内部，可分泌到血液中，e抗原阳性提示病毒有活动，而且是具有传染性的指标。

④乙肝e抗体（HBeAb，又称抗–HBe）：是针对e抗原的一种抗体，阳性结果提示病毒的传染性变弱，病情已处于恢复阶段。

⑤乙肝核心抗体（HBcAb，又称抗–HBc）：大部分医院化验室将乙肝核心抗体分IgM和IgG两种。抗–HBcIgM阳性提示病毒活动，有传染性；抗–HBcIgG阳性提示为既往感染，无传染性，不需抗病毒治疗。

下面我们来了解一下今天的主角——"大三阳"和"小三阳"。

"大三阳"是指乙肝表面抗原（HBsAg）、乙肝e抗原（HBeAg）和乙肝核心抗体（HBcAb，又称抗–HBc）三项阳性，这三项指标阳性往往提示体内病毒复制比较活跃，患者有较强的传染性。

"小三阳"为乙肝表面抗原（HBsAg）、乙肝e抗体（HBeAb，又称抗-HBe）、乙肝核心抗体（HBcAb，又称抗-HBc）三项阳性，其中与"大三阳"的区别在于"小三阳"是乙肝e抗原阴性、乙肝e抗体阳性，一般表示身体里面有乙肝病毒，但病毒复制已经受到了抑制。

人们常认为"'三阳'结果一定是得了乙肝""'大三阳'比'小三阳'更严重"，这些其实都是错误的！乙肝的诊断以及严重程度，是不能单凭这项结果来判断的，而应该结合肝功能、B超、HBV-DNA等检查综合判断。

如果检验结果出现了"三阳"表现而无肝功能、B超、HBV-DNA的异常，那么只需要定期复查，无须特殊治疗。但是有小部分人群感染病毒后出现肝脏严重损害，甚至发生肝脏纤维化、肝脏肿瘤，那就要积极地治疗。其中控制病毒、抗病毒治疗是治疗的根本，然后再根据具体的病情，看是否使用保肝、抗纤维化等治疗。

在日常生活中，一旦周围有人出现"大/小三阳"，大家普遍会恐慌。近些年来，有很多乙肝患者或携带者由于社会心理问题自杀的新闻被曝光，令人们无比痛心。"大/小三阳"的确可能带有一定的传染性，那么我们能不能和"大/小三阳"病人接触呢？

乙肝病毒最常通过血液、母婴、性接触三种途径传播，但是由于感染者其他体液中同样存在少量病毒，故密切接触同样有传播乙肝病毒的可能，但概率非常小。在日常生活中，握手、拥抱、就餐、游戏、旅行、同室居住、上课或上班等行为都是不会传播乙肝病毒的，对于"三阳"人群，我们不能盲目恐慌或者歧视，要适当给予关爱。

为了健康，我们应该谨慎，但是不能因为畏惧而影响自己和他人的生活、学习，要相信科学，合理防治，不能被一种小小的病毒支配哦！

40

禽流感怎么还能传染人？

　　小朋友们可能都见过散养的鸡、鸭等禽类，有时候也想要去摸摸它们，和它们一起玩耍，这时爸爸妈妈肯定会告诉你注意安全。其实除了人身安全，同时还应该注意健康问题。这些鸡、鸭等禽类多是集体生活，它们的"家"（养殖场）不像我们的家宽敞明亮、时常开窗通风，再加上冬天的低温环境，这就使得它们更容易生病，即爸爸妈妈口中的禽流感。禽流感是禽类的疾病，那我们接触禽类会感染吗？

　　带着疑问，我们先了解一下什么是禽流感病毒。禽流感病毒是能够引起禽流感疾病的一种非常小的生命体，小到甚至在显微镜下放大几百、几千倍都看不到它。它不仅会感染禽类，还可以感染人、猪、马、水貂，甚至海洋类哺乳动物。这种病毒结构简单，壳

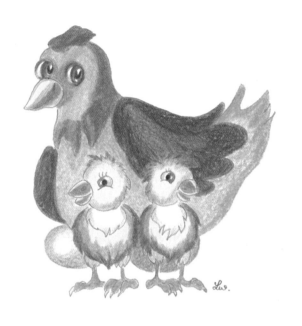

禽流感病毒不仅会感染禽类，还可以感染人、猪、马、水貂，甚至海洋类哺乳动物

子里除了遗传物质什么也没有。它表面有血凝素（HA）和神经氨酸酶（NA）结构，就是因为它们的存在，人类的健康才会受到威胁，这就是我们所说的"抗原"。根据这两种物质的不同，我们把禽流感病毒分成不同的亚型。目前我们知道的血凝素（HA）有16种（H1～H16），神经氨酸酶（NA）有9种（N1～N9）。不同亚型的致病能力是不一样的，研究已经证实H5、H7亚型具有很强的致病性，H9亚型致病性也不差。其中H5N1、H7N9、H9N2、H7N7、H7N2、H7N3、H5N6、H10N8这些亚型都可以感染人类，而近些年感染人最多的就数H7N9型禽流感病毒了。

那么，这种动物身上的病毒是怎么传染给人的呢？我们前面说了，这种病毒的结构非常简单，除了遗传信息这个模具以外，几乎什么都没有。它想要生存，就要抢占别的生命体的细胞工厂来复制生产自己的产品。因为没有监工，复制过程中很容易发生错误，又没有正常的改正错误的功能，这就导致病毒遗传的不稳定性，从而使其结构改变，出现多种不同亚型。不同的结构赋予禽流感病毒不同的特性，到了人类身上，最适宜生存的亚型活了下来，继续繁殖，这就使其获得了跨物种传播的能力，人感染禽流感病毒就是这个原因。小朋友们在散养家禽频繁出现的区域玩耍时，暴露于家禽的粪便也可能造成感染。

人类感染禽流感后会有什么表现呢？一般认为，人感染禽流感的临床特征与普通流感相似，主要表现为发热，体温大多持续在39℃以上，可伴有流涕、鼻塞、咳嗽、咽痛、头痛、肌肉酸痛和全身不适。但是大量数据分析发现，人感染禽流感的临床表现可能比以前描述的更为复杂多样。不同亚型的禽流感病毒感染人后可能引起不同的临床表现：感染H9N2亚型的患者通常仅有轻微的上呼吸道感染症状，部分患者甚至没有任何症状；感染H7N7亚型的患者主要表现为结膜炎；感染H5N1亚型病毒的多为重症患者，部分患者会出现腹痛、腹泻、呕吐等消化道症状，重症患者病情发展迅速，几乎都表现出明显的肺炎、肺损伤，甚至引起多个脏器功能衰竭，严重者可能危及生命。

禽流感这么危险，我们能不能提前预防感染呢？当然能！禽流感是可防、可控、可治的。一旦发生疫情，只要及时、果断、坚决地采取严密封锁、彻底扑杀、消毒和无害化处理等措施，是完全可以有效防治的。下面介绍几种预防措施：

1.禽流感病毒对高温、紫外线敏感。加热至60℃持续10分钟就会使病毒失去活性，加热至75℃持续1分钟就可将其杀死。在阳光下紫外线照射40～48小时可灭活病毒。一般消毒剂，如福尔马林、氧化剂、碘剂、过氧乙酸等，都可以破坏禽流感病毒的传染性。但在低温或潮湿的环境中可生存数日或数月。

2.人接触病禽要做好隔离消毒工作，如穿隔离服、戴隔离帽、戴口罩、穿隔离鞋等。工作完毕后立即进行消毒，可用过氧乙酸洗手、喷洒等。

3.尽量不要去活禽市场或摊档，不购买活禽、不自行宰杀活禽；要购买、食用有检疫证明的鲜、活、冻禽及其产品。

4.要养成良好的个人卫生习惯：勤洗手、打喷嚏或咳嗽时掩住口鼻、注意通风。

后 记

亲爱的读者，通过阅读这本医学科普读物，我们认识了远比人类历史更古老、更悠久的"非细胞型生物"——病毒。

可以说，不管愿不愿意，人类一直处于"或者与病毒奋力抗争，努力争取生存下去的权利；或者与病毒和睦相处，不断提升自己能力"的生存状态。

病毒会寄生、能变异，它们是如此强大，这就意味着我们要比它们更顽强、更智慧、更团结。同时，人类只是自然界的一分子，所以我们应该学会敬畏自然、尊重生命、热爱科学，这样才能生活得更好，身心更健康。

这部读物是由天津市儿童医院（天津大学儿童医院）的医生们在疫情期间，于紧张繁忙的工作之余，联袂为大家呈现的。参与编写的人员有：白云凤、高菲、郭润、郭文婧、侯雨欣、黄冰、晋兴楠、赖小雪、李雅菲、刘语桥、鲁婷婷、沈阳、孙亮、王秋宇、王旭兰、文兴达、杨丽丽、负亚男、张春霞、张旭冉、赵健、周芷如、邹映雪、刘薇，共计24人。

另外，为了能更清晰地描述这些医学科普知识，我还为每篇文章绘制了彩铅插画。

衷心希望所有的小朋友身体健康，学习进步，拥有良好的品行和实现梦想的勇气与信心！

刘薇

2020年6月